# 一人でできる中高生のための
# PTSD（心的外傷後ストレス障害）ワークブック

トラウマ（心的外傷）から回復できるやさしいアクティビティ39

リビ・パーマー著　上田勢子訳

黎明書房

献辞
いつも変わりなく私を支えてくれる G.B.P. へ愛と感謝を込めて

The PTSD workbook for teens :
simple, effective skills for healing trauma
by
Libbi Palmer, PsyD

Copyright © 2012 by Libbi Palmer
Japanese translation rights arranged
with NEW HARBINGER PUBLICATIONS INC.
through Japan UNI Agency, Inc.

REIMEI SHOBO

# ・・・・・10代の読者の皆さんへ・・・・・

## 自分にトラウマ（心的外傷）があると思ったら

『一人でできる中高生のためのPTSD（心的外傷後ストレス障害）ワークブック——トラウマ（心的外傷）から回復できるやさしいアクティビティ39——』へようこそ。

あなたがこの本を手に取ったのには，いろいろな理由があるかもしれません。最近，トラウマ（心的外傷）[*1]を受けるような体験をしたのかもしれないし，ずっと昔にそういうことがあったのかもしれません。

つらいことがいくつか起きた人もいるかもしれないし，いったいなにがトラウマになっているのか，自分でもよくわからないという人もいるでしょう。親しい人が経験したトラウマについてもっと理解したいと思う人もいるでしょう。

きっと役に立つよと，だれかにこの本を勧められたのかもしれません。こんなきっかけがいくつも重なって，この本と出会ったのかもしれませんね。理由はなんであっても，この本はきっとあなたの役に立ちます。

## トラウマを乗り越えよう

この本を通して，トラウマについての理解，そしてトラウマが人に与える影響について知ることができます。トラウマから受ける影響にどう対応したらよいかも学ぶことができます。

本のはじめの方には，あまりつらい気持ちにならずに，自分のトラウマについて語れるようになるためのアクティビティ[*2]が書かれています。後半には，トラウマについて話せるようになって，これからの人生を前向きに進んでいくためのアクティビティが紹介されています。

## トラウマに向き合う前にすること

あなたが受けたトラウマについて詳しく話せるようになるためのアクティビティは，この本の終わりの方に出ています。トラウマを癒やす目的の本なのに，どうしてなの？　と不思議に思うかもしれませんね。それには理由があるのです。

トラウマに対処[*3]しようとする前に，まず重要なことは，自分の反応をコントロールす

1

るための知識と方法を身につけ，自分の安全を守ることです。必要な方法を身につけることから始めましょう。そうすれば，比較的楽に，自分のトラウマについて詳しく話したり書いたりすることができるようになります。

### さあ，始めましょう

それぞれのアクティビティには，あなたに知ってもらいたい情報と，試してほしい方法がいくつか書かれています。

自分にとってより大切だと思えるアクティビティも，そうでないものもあるでしょう。でも，この本のアクティビティは順番に組み立てられているので，はじめから順を追って読んでいくのが最もよい方法なのです。はじめて読むときは特にそうです。上手にできるようになるまでに練習を要するアクティビティもあるかもしれないし，あとでまたおさらいしたほうがよいものもあるでしょう。

### あせらず，ゆっくり，着実に

「さっさと片付けてしまおう」と，急いで読みたい衝動にかられるかもしれません。その気持ちはよくわかります。だれだってトラウマなんて早く終わらせたいものです。

でも，この本はきちんと計画を立てて読んで行ってほしいのです。十分な時間をかけ，周囲の人たちに支えてもらえば，トラウマは自然に治癒していきます。自分になにが起きているのかを理解し，トラウマから立ち直ろうとしている間でも比較的安心していられるように，そしてできるだけ早くトラウマが癒やされるようにという思いで，この本を書きました。

自然の治癒力もこの本といっしょに回復を助けます。しかし，この本をあまり急いで読んでしまうと，トラウマが完全に癒やされないかもしれません。時間をかけて，できるだけきちんと，ひとつひとつのアクティビティをこなしていきましょう。それが長い目で見れば最もよい方法なのです。

### 協力者を見つけましょう

この本をひとりで読みたいと思う人もいるでしょう。アクティビティはひとりでもできるように書かれています。カウンセラー[*4]，セラピスト[*5]，心理学者，ソーシャルワーカー[*6]，精神科医といった専門家に，この本を見せて，いっしょに続けるのでもよいのです。ほかの人と共有したいアクティビティもあるかもしれません。だれと共有するかはまったくあ

なたしだいなのです。

## この本の基となっている研究

　本書の全体的な概念は，著名な精神科医ジュディス L．ハーマン博士の研究と，進歩的な精神科医ジュディス A．コーエン博士が開発した「トラウマに焦点をあてた認知行動療法」(trauma-focused cognitive behavioral therapy)，そして，すぐれた心理学者であるアンソニー P．マナリノ氏とエスター・デブリンジャー氏の研究に基づいています。

　また，本書で教える方法は主に，アーロン・ベック博士が開発した認知セラピーに基づいたものです。こうした人々の名前を覚える必要はありませんが，この本が，こうしたよく知られた方法に沿ったもので，これまでに数多くの人のトラウマを癒やすのに役立ったことを，読者のみなさんに知っていただきたいのです。


　おめでとう！　この本を手に取ったあなたは，トラウマから立ち直る第一歩をすでに踏み出したのです！


　注）
　＊１　トラウマ（心的外傷）：心に受けた深い傷。
　＊２　アクティビティ：取り組みや実行，活動。
　＊３　対処：適切に対応すること。
　＊４　カウンセラー：学校や医療施設などで個人的な悩みについて相談に応じ，助言や指導をする人。
　＊５　セラピスト：セラピー（療法）を通して心身の治療にあたる専門家。療法士。
　＊６　ソーシャルワーカー：心理面，社会面，生活面などの問題で困っている人の相談に応じ支援を行う専門家。

## ・・・・・ 保護者の皆さんへ ・・・・・

　あなたがこの本を手にしているのは，10代のお子さんがなにかトラウマ（心的外傷）を体験したからかもしれません。この本は，自然災害，暴行，虐待，親しい人の死，そのほかの悲惨なできごとなど，さまざまなトラウマを体験した10代のために書かれました。
　親は，子どもをどう支えればよいのでしょう？　10代がトラウマから立ち直ろうとしているとき，親として次のようなことに気をつけることが重要です。

- 大切な子どもがトラウマを体験すると，親もつらいものです。まずあなたご自身のことに目を向けて，このつらい時期を乗り越えるために，必要なら助けを求めましょう。まず自分自身を助けなくては，10代のお子さんを助けることはできません。

- トラウマは，身体面，感情面，行動面で人に影響を与えます。トラウマを受けると，全ての面で，あるいはいくつかの面で，これまでとちがった様子がよく見られます。3つの面それぞれについてどう対処していけばよいか，10代のお子さんのための方法が本書には書かれています。

- ほとんどの人は，時間と周りの支えによって，トラウマから立ち直り，癒やされていくものです。しかし必要であれば，あなたも，10代のお子さんもメンタルヘルスの専門家の助けを求めてください。専門家の助けによって，トラウマの反応に対処する方法を身につけることができ，トラウマからより早く回復できるようになるでしょう。特に10代のお子さんが，アルコールや薬物を使用したり，リストカットなどの自傷行為をしている場合は，危険です。すぐに専門家の助けを求めてください。

- 10代のお子さんが回復しようと努力している間は，できるだけふつうの生活を送らせてあげることが肝心です。親の目が届かないところに行かせるのは不安かもしれませんが，これまでどおりにしてあげましょう。また，今までと同じルールを守らせることも大切です。

●周囲の人の支えは，回復の大きな助けとなります。親として子どもを支えることは大切ですが，10代のお子さんは友だちと最も親しい関係を持っているものです。友だちや支えてくれる人と過ごす時間も大切にしましょう。

●10代のお子さんにはプライバシーが必要です。どのように回復しているか，親がどう支えたらよいのか，といったことを知るのも大切ですが，ある程度のプライバシーを持たせることも重要です。この本やセラピーから学んだことや，自分の体験の中から，なにを親に話すかは子ども自身が選べるようにしてあげるとよいでしょう。

最後に，ほとんどの場合，人は時間が経つにつれてトラウマから回復し，トラウマの影響は長期にわたることはないということを，もう一度述べておきたいと思います。あなたの10代のお子さんが，あなたの支えとこの本によって，トラウマ体験から回復してくれることを願っています。

# も く じ

10代の読者の皆さんへ　1

保護者の皆さんへ　4

**アクティビティ1**　ひとりで読みますか，だれかと読みますか？　9
　　　例：母親の精神的な虐待

**アクティビティ2**　トラウマ（心的外傷）ってなんでしょう？　12
　　　例：犬に襲われて大怪我，家族が飛行機事故

**アクティビティ3**　トラウマから回復するには，どうすればいいの？　17
　　　例：パーティーでの性暴力，父親の虐待，交通事故

**アクティビティ4**　トラウマへの反応──戦ったり，逃げたり，固まったり……　22
　　　例：交通事故で怪我，火事，サッカーコーチの性的虐待

**アクティビティ5**　トラウマの感覚的な記憶　26
　　　例：買い物中の強盗，学校でのいじめ

**アクティビティ6**　トラウマについて考えたり思い出したりすること　29
　　　例：ボーイフレンドの暴行，公園で襲われる，友達の事故死を目撃

**アクティビティ7**　トラウマの記憶を避けること　33
　　　例：通学路での暴行，母親のボーイフレンドからの性的虐待

**アクティビティ8**　びくついたり，いらいらしたり　37
　　　例：けんかで刺されるのを目撃，ボーイフレンドの性暴力

**アクティビティ9**　あなたにはＰＴＳＤ（心的外傷後ストレス障害）がありますか？
　　　例：地震
　　　　　　　　　　　　　　　　　　　　　　　　　　　　　　40

**アクティビティ10**　支援の輪を作りましょう　44
　　　例：叔父の性的虐待，酔っ払い運転の車に轢かれる

もくじ

**アクティビティ 11**　トラウマについて話せますか？　49
　　例：パーティーで刺されるのを目撃，いとこの性的暴行
**アクティビティ 12**　助けを求めましょう　53
　　例：パーティーでレイプ，交通事故
**アクティビティ 13**　健全な対処法と，不健全な対処法　57
**アクティビティ 14**　緊急時に備えましょう　61
　　例：父親の性的虐待
**アクティビティ 15**　呼吸法を覚えましょう　64
**アクティビティ 16**　気持ちを静めましょう　67
**アクティビティ 17**　リラックスしましょう　72
**アクティビティ 18**　緊張と不安をやわらげましょう　76
**アクティビティ 19**　体を健康に保ちましょう　79
**アクティビティ 20**　脳の役立つ部分を活性化しましょう　83
　　例：性的虐待，学校で暴力を振るわれる
**アクティビティ 21**　安全な場所を決めましょう　88
**アクティビティ 22**　正しい判断をしましょう　92
**アクティビティ 23**　トラウマを入れる容器を作りましょう　97
　　例：叔父の性的虐待
**アクティビティ 24**　感情に押しつぶされそうになったら　100
　　例：友人の父親からの性暴力
**アクティビティ 25**　役に立たない考え方に気づきましょう　103
　　例：友達からのメールの返事がない，交通事故
**アクティビティ 26**　考えと感情と行動の関係　108
　　例：学校で暴力を振るわれる，交通事故で半身不随
**アクティビティ 27**　考えたことを記録しましょう　112
　　例：酔っ払い運転の車による交通事故
**アクティビティ 28**　なにかを達成して楽しみましょう　117
　　例：リストカット

**アクティビティ 29**　避けるのをやめましょう　120
　　　例：痴漢にあう

**アクティビティ 30**　心の準備ができたらトラウマについて話してみましょう　125

**アクティビティ 31**　トラウマについて語りましょう　129

**アクティビティ 32**　できるだけ詳しく書きましょう　132
　　　例：たった一度のトラウマ体験，複数回のトラウマ体験

**アクティビティ 33**　まちがった考え方はありませんか？　135

**アクティビティ 34**　トラウマによってあなたはどう変わりましたか？　137
　　　例：性的暴行，電車の中での強盗

**アクティビティ 35**　身の安全を守りましょう　140

**アクティビティ 36**　また支えが必要になったら　144
　　　例：ひったくり，修学旅行での暴行

**アクティビティ 37**　トラウマに意味を見出しましょう　147
　　　例：サッカーコーチの性的虐待，妹の病死

**アクティビティ 38**　本当の自分を見つけましょう　151

**アクティビティ 39**　トラウマの物語を完結させましょう　156

## アクティビティ 1

# ひとりで読みますか，だれかと読みますか？

> **あなたに知ってほしいこと**
>
> トラウマ（心的外傷：心に受けた深い傷）から回復するプロセスは，一人ひとりちがいます。ですから，このワークブックをどう使うかは，あなた自身が決めればよいのです。
>
> 再び安心して毎日を過ごせるようになるために，このワークブックはどこにしまっておけばよいでしょうか？ だれといっしょに読むのがよいでしょうか？

このワークブックにはとても個人的なことを細かく書いていきます。ですから，このワークブックを，あなたの許可なしには，だれも見ることのできないところにしまっておきたいと思うかもしれません。部分的にだれかに見せたり，書き込んだことの一部を人と共有したいと思う人もいるでしょう。

いつだれと共有するか，自分で決められるようにすることが大切です。もしあなたが今，カウンセラーや心理学者やソーシャルワーカーのようなメンタルヘルスの専門家にかかっているのなら，このワークブックをその専門家に見せたり，治療の一部として使ってもらったりしてもよいでしょう。

人が体験するトラウマには，地震や津波のような自然によるものや，人によって引き起こされるものなどがあります。自分にトラウマを与えた相手に立ち向かおうとする人もいるかもしれません。もしあなたがそうなら，まず，このワークブックを最後までやってみてから，トラウマを治すためにこのワークブックのどの部分を使うかを，決めればよいのです。

> **例**

　マイケルは母親からの精神的な虐待から回復するために，このワークブックを買いました。そして，だれかに勝手に読まれないように，鍵のかかった机の引き出しにしまっておくことにしました。

＊

　ジェシカはトラウマを受けてからずっとカウンセラーのところへ通っています。このワークブックはカウンセラーに勧められました。カウンセラーといっしょにアクティビティをやってみることにしました。

＊

　クリスは自分のトラウマについて，両親や親しい友だちと話し合っています。このワークブックのアクティビティも，共有しようと思っています。でも妹や弟がこのワークブックを読まないように，本棚の一番上に上げておくことにしました。妹や弟がもっと大きくなったら，本の一部を見せてもよいかもしれないと彼は思っていますが，今はまだ読ませたくありません。

アクティビティ1　ひとりで読みますか，だれかと読みますか？

## やってみましょう

あなたの場合はどうでしょう？　次の質問に答えてみましょう。

共有したい人だけにしか見られないようにするためには，あなたは，このワークブックをどこにしまっておけばよいですか？

___

___

___

___

___

あなたにとって，このワークブック全体や一部分を共有したいと思う相手は，だれですか？

___

___

___

今は見せたくない人はだれですか？

___

___

___

## アクティビティ2

# トラウマ（心的外傷）ってなんでしょう？

> ### あなたに知ってほしいこと
>
> 　通常トラウマ（心的外傷：心に受けた深い傷）には，人の死やひどい怪我，あるいは死や怪我への恐怖が関わっています。それが自分に直接ふりかかったことではなく，身近な人に起きたことの場合もあります。トラウマは打ちのめされてしまうほど恐ろしくつらいできごとです。日常生活でなにか困難なできごとが起きると，これまでのように対処できなくなってしまいます。
> 　台風や津波や地震のような自然災害によるできごとや，暴行や虐待のようなだれかに意図的にされたことや，交通事故のような事故のこともあります。

　できごとの体験の仕方は人によってさまざまです。トラウマの起きている最中や，そのあとの反応は，次のような要素によってもちがってきます。

- どのくらい近くで起きたことなのか。
- どんなできごとだったのか。
- 周囲の人の支えがどれほどあったか。
- そのとき，あなたの人生でほかにどんなことが起きていたか。
- 過去にどんなことが起きたか。

　あなたがこのワークブックを手に取ったり，だれかにもらったりしたのは，あなたになにかが起きたからかもしれませんね。あなたの人生には，これまでにもトラウマになるようなできごとがあったかもしれません。すでに乗り越えられたと確信しているできごとも含めて，これまでにトラウマを起こした全てのできごとを，まず認識することが大切です。
　すでに回復したと思う過去のトラウマについても，このワークブックのアクティビティを行う必要があるかもしれません。まず過去のトラウマを認識し，そのあとでそれらについてアクティビティを行うかどうかを決めればよいのです。

アクティビティ2 トラウマ（心的外傷）ってなんでしょう？

> **例**
>
> 　マットは最近，近所の犬にかまれて大怪我をしました。手術をしましたが傷痕が残ってしまいました。最近の犬に襲われた体験によって，昔まだ小さかったときに犬に追いかけられて怖かったことや，混乱したり腹が立ったりしたことを思い出してしまいました。
>
> 　　　　　　　　　　　　　　　　　＊
>
> 　お姉さんが休暇中に飛行機事故にあったことを知って，アシュリーはショックを受け，打ちのめされてしまいました。彼女自身は安全なのに，息苦しくなって，気持ちを集中させたり，感情をコントロールしたりすることができなくなりました。

## やってみましょう

　よくあるトラウマになるできごとをリストにしました。ほかにもあれば，リストの一番下に付け加えましょう。左のあなたが体験したことがあるトラウマの欄に〇印をつけましょう。そのトラウマが今でもあなたに影響を与えているかどうかを，右の3つの欄から選んで〇印をつけましょう。

| 体験したことがある | トラウマになった体験 | まだ影響がある | もう影響がない | あるかどうかわからない |
|---|---|---|---|---|
|  | 犬にかまれた |  |  |  |
|  | 車の事故 |  |  |  |
|  | 子どものときの身体的虐待 |  |  |  |
|  | 性的虐待 |  |  |  |
|  | 性暴力 |  |  |  |
|  | 暴力 |  |  |  |
|  | ひどい怪我 |  |  |  |
|  | 強盗 |  |  |  |
|  | 重い病気 |  |  |  |
|  | 脅された |  |  |  |
|  | 大切な人の突然の死 |  |  |  |
|  | 家庭内暴力 |  |  |  |
|  | 親の離婚 |  |  |  |
|  | ペットの死 |  |  |  |
|  | 自然災害（津波，地震，台風など） |  |  |  |
|  |  |  |  |  |
|  |  |  |  |  |
|  |  |  |  |  |

アクティビティ2　トラウマ（心的外傷）ってなんでしょう？

## もっとやってみましょう

前のページのリストに印をつけたできごとについて考えてみましょう。

それが起きた直後の様子は，どうでしたか？

_____
_____
_____
_____
_____

しばらくしてから（数ヵ月かそれ以上）の様子はどうでしたか？

_____
_____
_____
_____
_____

そのようなことが起きたあと，自分が癒やされるために，なにか役に立ったことはありますか？

_____
_____
_____
_____
_____

癒やされるために役に立たなかったことは，なんですか？

_____

_____

_____

_____

_____

_____

**アクティビティ3**

# トラウマから回復するには，どうすればいいの？

> **あなたに知ってほしいこと**
>
> 悲しいことに多くの人が人生でトラウマを体験します。でも時間の経過（けいか）や，周囲からの支えによって，トラウマから回復していく人も多いのです。多くの人は，自然に治癒（ちゆ）していきますが，ときどき，治癒（ちゆ）を助けるために支援が必要になることもあります。あなたにとってこのワークブックが，そんな支えになるかもしれません。
>
> あなたには，もう回復した過去のトラウマ体験があるかもしれません。そしてそのときの回復から学んだことが，今あなたが経験しているトラウマの治癒（ちゆ）に役立つかもしれません。

人は人生で何度もトラウマを経験するかもしれません。ですから，トラウマからそのつど回復することが重要なのです。過去のトラウマを乗り越えられた人が2度目のトラウマを経験した場合，トラウマ体験がなかったり過去のトラウマから回復できなかった人と比べて，比較的たやすく回復することができるのです。

これはちょうど予防注射のようなものです。予防注射は，将来ウィルスに感染しないように，お医者さんが微量（びりょう）のウィルスを注射するものなのです。

回復の方法を知るために周囲の助けが必要な場合もあります。よくあるトラウマへの反応（はんのう）に，そのできごとを思い出させるものを避（さ）けたり，逆に，考えたくないのに始終（しじゅう）トラウマのことを考えてしまう，というものがあります。

トラウマから回復する方法がわからないと，たとえば，トラウマについて始終（しじゅう）話していれば癒（い）やされると思ったり，それについて考えたり話したりしないようにすれば，全（すべ）てうまくいくと思ったりすることがあるのです。こうした極端（きょくたん）な対処法（たいしょほう）はよい回復方法ではありませんよね。

あなたがトラウマから回復する方法を見つける手助けをするのが、このワークブックです。回復には時間と努力も必要です。回復を助けてくれる方法を学んで練習しなくてはなりません。トラウマを治すのだと、決心することが大切です。

　今が、回復へ向かって努力すべきときなのかどうか、努力することのよい点（プラス面）と悪い点（マイナス面）について、次のアクティビティで考えてみましょう。まだそのときではないと思ってもよいのです。そのときが来るまで、このワークブックもほかの回復の方法も、あなたをちゃんと待っていてくれますから。

> **例**
>
> 　エミリーはパーティーで性暴力を受けました。でも、トラウマから回復して自分の人生を取りもどす決心をしたので、このワークブックを読んでいます。
>
> ＊
>
> 　夏休みにお父さんのところへ行ったジョシュは、お父さんから虐待（ぎゃくたい）を受けました。また冬休みになったら、お父さんのところへ行かなくてはなりません。彼は、今はこのワークブックのはじめの方のスキルだけを学んで、残りは、冬休みから帰ってきてからにしようと考えています。ワークブックのアクティビティはどれも役に立つものだと思いますが、お父さんから受けた虐待（ぎゃくたい）によるトラウマに対処（たいしょ）するのは、お母さんの家にもどってきてからにしようと思います。
>
> ＊
>
> 　小学生のときサラはひどい交通事故にあいました。そのときに覚えた回復の方法を使って、今回のトラウマに対処（たいしょ）しています。たとえば、交通事故のあと、しばらくは、自分の気持ちがコントロールできなくて、集中することもできませんでした。そのときのことを覚えているので、今同じように感情が高まったり集中できなかったりしても、それは一時的なことで、ずっと続くことではないと気持ちを静めることができます。

アクティビティ3　トラウマから回復するには，どうすればいいの？

## やってみましょう

　以前トラウマから回復したときのことや，そのとき役立ったことを覚えていれば，今のトラウマからの回復がもっと楽になります。

　過去のトラウマから回復したことについて書いてみましょう。（たとえば，小さいとき車の事故にあったけど，今はもう不安ではない，ということなど）

_____
_____
_____
_____
_____

　そのときに役立ったことで，今，役に立ちそうなことは，なんですか？　次に書いてみましょう。（たとえば，両親と話したり，友だちと時間を過ごしたり，よく寝(ね)たりすることなど）

_____
_____
_____
_____
_____
_____
_____

トラウマから回復するためにわざわざなにかをするのは,面倒くさいと思うかもしれませんね。今トラウマから回復する努力をするのがよいかどうかを,次のリストを使って考えてみましょう。空欄にできるだけたくさんの考えを書いてみましょう。

| 今, 回復する努力をするプラス面 | 今, 回復する努力をするマイナス面 | 今, 回復する努力をしないプラス面 | 今, 回復する努力をしないマイナス面 |
|---|---|---|---|
| 例：今学期の勉強に集中できるようになる。 | 例：気持ちが高ぶって,周囲の人にどうしたのかと聞かれるかもしれない。 | 例：そのことについて考えないようにすれば,ほかのことに集中できるかもしれない。 | 例：対処するのを先に延ばすと,今よりもっと状態が悪くなるかもしれない。 |
|  |  |  |  |
|  |  |  |  |
|  |  |  |  |
|  |  |  |  |
|  |  |  |  |

アクティビティ3　トラウマから回復するには，どうすればいいの？

　前ページの空欄に書き込んだこと全てを使って，自分にとって最もよい方法を決めましょう。一番たくさん書いた欄だけを選ぶのではなく，書いたことを全部よく見て，自分に最もよいと思われることを決めましょう。
　今のトラウマから回復する準備がまだできていないと思っても，ワークブックの方法をいくつか練習してみてもよいのです。そうすればトラウマの回復作業を始める前に，きっと決心がつくでしょう。

私の今の計画：
　「今すぐ，トラウマから完全に回復するように前進しよう」と決めたら，次のアクティビティへ進みましょう。

　「アクティビティをやってみてから，トラウマから回復するよい時期を決めよう」と思ったら，次のアクティビティへ進みましょう。

　「今はなにもしないでいよう。まだ準備ができていないから」と思ってもだいじょうぶです。必要なときが来るまで，このワークブックはちゃんとあなたを待っています。

## アクティビティ4

# トラウマへの反応──
# 戦ったり，逃げたり，固まったり……

### あなたに知ってほしいこと

人は，怖くて危険な状況や苦しい状況には，ふつうとはちがう反応を示します。こうした場合に常に見られるのは，戦うか，逃げるか，そこに固まってしまうかの3つの反応です。これらは自動的に起こる反応で，脳の原始的な部分によってコントロールされているので，どの反応が起きるのかは自分で選ぶことができません。

### 例

ジェイコブは車の事故で怪我をしました。車が衝突して救急車が来たとき，彼ははじめの数分間，救急隊員と争ったり，避けようとしたりしました。でもしばらくすると，自分を助けに来てくれたことがわかって，素直に病院に連れて行ってもらうことができました。病院に着いてから考えてみましたが，なぜあのとき助けに来てくれた人と戦おうとしたのか，さっぱりわかりません。

＊

煙の匂いがして家の火災警報器がなると，サマンサはとても怖くなって，外へ逃げ出しました。道のつきあたりまで行ってはじめて，自分が走っていることに気づいたのです。消防車が来たあとで，彼女は家族を探しに家の方へもどりました。

＊

ニックはサッカーのコーチから性的虐待を受けました。コーチに不適切な触られ方をしたとき，彼はその場に固まってしまい，動いたり話したりすることができませんでした。あのとき，コーチと戦って逃げたり，「やめて」とはっきり言えなかったことを，彼は後悔しています。逆らったり，「やめて」と言ったりできなかったので，そのときのことを人に話すのが怖くてたまりません。そんなふうに触られたかったのではないかと，人に思われるのが心配なのです。

## アクティビティ4　トラウマへの反応──戦ったり，逃げたり，固まったり……

### やってみましょう

　そういう反応はよくあることでふつうのことなんだと，ジェイコブに説明してみましょう。

_____

_____

_____

_____

　そのときは気づいていなくても，サマンサのとった行動は理屈にかなっていると，サマンサに説明してみましょう。

_____

_____

_____

_____

　ニックがそんなふうに触られたくなかったことは，ちゃんとわかっていると，ニックに説明してあげましょう。

_____

_____

_____

_____

## もっとやってみましょう

　怖い思いをしたり，危険でつらい目にあったとき，あなたはどんな反応を示しましたか？　そのときの反応を書いてみましょう。そして，それが３つ（①戦う，②逃げる，③固まる）の反応のどれだったのかを，太い線の上に書いてみましょう。

_____の反応

_____

_____

_____

_____

_____の反応

_____

_____

_____

_____

アクティビティ4 トラウマへの反応——戦ったり，逃げたり，固まったり……

ほかにどんな反応をしたか，ここに書きましょう。

_____
_____
_____
_____

　そのときにはわからなかったけど，今なら，それが戦う，逃げる，固まる，のどの反応だったかを説明することができますか？　ここに書いてみましょう。

_____
_____
_____
_____
_____
_____
_____
_____
_____

## アクティビティ5

# トラウマの感覚的な記憶

> ### あなたに知ってほしいこと
> トラウマの記憶と，そうでないふつうの記憶は，脳がちがう貯蔵の仕方をします。それが，人間がトラウマの記憶に対してとても強く反応するひとつの理由なのです。トラウマの記憶は感覚的な記憶として脳に貯蔵されます。見たもの，音，味，触感，匂い，体の受けた感じ，体の位置などを覚えていることがあるのです。

　いろいろな感覚がトラウマの記憶を思い起こさせたり，強い反応を引き起こしたりすることがあります。中でも匂いは特に，トラウマの記憶に結びついていることが多いのです。トラウマを体験しているときの匂いを覚えているということがよくあります。また，同じような匂いがすると，トラウマを思い出したり，そのことを考えたり，反応したりすることもあります。

　記憶には言葉が伴わないこともありますし，記憶をなかなか言葉で言い表せないこともあります。記憶には始まりや，終わりや，順序がないこともあるでしょう。

　トラウマを意識的に思い出したり，思い出さないようにしたりするには困難なことが多いのです。そのつもりでなくても無意識のうちに考えていたり，もう考えたくないのに思い出すのをとめることができないこともあります。

　ここからは，トラウマの記憶をどのように処理して変えていけば，それがふつうの記憶として脳に記憶されるかについて，考えていきましょう。

> **例**
> 　アマンダが買い物をしているとき，お店が強盗にあいました。棚のピクルスのビンが割れて，すっぱい匂いがしました。それ以後，ピクルスのような匂いがするたびに，彼女は怖くなって，強盗事件がフラッシュバックするようになりました。

># アクティビティ5　トラウマの感覚的な記憶

＊
ドリューは学校でいじめにあい，しょっちゅう暴力を振るわれました。やっと勇気を出して先生に言いに行きましたが，いつどんないじめを受けたのか，ひとつひとつのいじめについて，はっきり思い出すことができません。ビデオのように流れる記憶ではなくて，プツンプツンと途切れた絵でしか思い出すことができないのです。

## やってみましょう

たとえば最近の誕生日パーティーのような，ふつうのことを思い出してみましょう。誕生日パーティーのどんなことを覚えていますか？　パーティーで起きたことを順番どおりに覚えていますか？　それとも，パーティーで話したことや体で感じたことの方がもっと記憶に残っていますか？　特に覚えていることがありますか？　その気になれば，あなたは，そのことではなくて，なにかほかのことに考えをそらせることができますか？　書いてみましょう。

_____
_____
_____
_____
_____
_____
_____
_____

つらくなければ，あなたが以前経験したトラウマについて，思い出すとどうなるか考えてみましょう。そのときの記憶についてどんなことに気がつきますか？　起きたことを順番どおりに覚えていますか？　それとも，話したことや体で感じたことの方がもっと記憶に残っていますか？　特に覚えていることはなんですか？　その気になれば，あなたは，そのことではなくて，なにかほかのことに考えをそらせることができますか？　そのトラウマが起きてすぐと，今とでは，あなたが覚えていることはちがっていますか？　書いてみましょう。

_____
_____
_____
_____
_____
_____
_____

　トラウマの記憶と，そうでないふつうの記憶とでは，今まで書いたことのほかにどんなちがいがありますか？　書いてみましょう。

_____
_____
_____
_____
_____
_____

## アクティビティ6

# トラウマについて考えたり思い出したりすること

### あなたに知ってほしいこと
トラウマを体験したあと，何度も繰り返して，いろいろな形でそのことを思い出すことが，よくあります。

目が覚めているときに思い出すこともよくあるかもしれませんね。すると，していたことが続けられなくなったり，人の話が聞こえなくなったりすることがあります。寝ているときに悪い夢として思い出すこともあるかもしれません。あまりにも強い記憶だと，まるでそれを再び体験しているような恐ろしい気持ちになることもあるでしょう。

こんな怖い記憶をフラッシュバックと呼ぶことがあります。フラッシュバックが起こると，体が反応し，筋肉がこわばったり，心臓がバクバクしたり，恐れや怒りや悲しみのような強烈な感情が押し寄せてくることがあります。

トラウマを思い出すのはつらいけど，対処の方法を身につけていけば，時間が経つにつれてトラウマを思い出すことがどんどん少なくなっていきます。

### 例

ブリタニーはボーイフレンドに暴行されて以来，勉強に集中できなくなりました。ついボーイフレンドのことや暴行のことを考えてしまうのです。勉強についていけなくなり，部屋の片付けのようなことにも時間がかかるようになりました。でももう今は暴行を受けていないし，こんな反応はよくあることで，そのうち薄れていくものだと，彼女は自分に言い聞かせています。

＊

ダンは，前に公園で襲われてＭＰ３プレイヤーを奪われました。それ以来，公園の近くを自転車で通ると，呼吸が激しくなり，恐怖や怒りの気持ちが起こります。毎日通らなくてはならないコースなので，彼は自分のこんな反応に，困り果てています。

＊

29

クラスメートが交通事故で死ぬのを目撃したリジーは、悪夢を見るようになりました。車が衝突する音が聞こえたり、事故の様子が夢に出てきて、何度も目を覚まします。するとなかなか眠りにもどることができません。また夢を見るのが怖くて、眠りたくないときもあります。でも、悪夢に対処する方法を覚えて、夢を見てもすぐにまた眠れるようになりました。

## やってみましょう

あなたは、どんなふうにトラウマを覚えていますか？　トラウマの起きたすぐあとと、今を比べてみましょう。当てはまるものに〇印をつけましょう。

| トラウマの直後 | 今 | |
|---|---|---|
| | | トラウマについて始終考えている |
| | | ほかのことを考えようとしてもトラウマについて考えてしまう |
| | | トラウマについて考えているから、ほかのことに集中できない |
| | | トラウマについての悪夢を見る |
| | | トラウマと関係はなさそうだけど、なにか怖い夢を見る |
| | | フラッシュバックが起こり、そのトラウマが再び起こっているような気がする |
| | | トラウマについて思い出すと、汗をかいたり、呼吸が速くなったり、心臓がバクバクしたり、体がこわばったりという、身体的な反応が起こる |
| | | トラウマについて思い出すと、悲しみ、怒り、恐怖などの非常に強い感情が起こる |
| | | トラウマの再体験がほかにもあれば、書いてみましょう。<br>＿＿＿＿＿＿＿＿＿＿＿＿＿＿＿＿＿＿＿＿＿＿<br>＿＿＿＿＿＿＿＿＿＿＿＿＿＿＿＿＿＿＿＿＿＿<br>＿＿＿＿＿＿＿＿＿＿＿＿＿＿＿＿＿＿＿＿＿＿ |

アクティビティ6　トラウマについて考えたり思い出したりすること

## もっとやってみましょう

自分に起こったひどいできごとを思い出すのはどんなときですか？　書いてみましょう。（たとえば，だれかにそのことについて聞かれたときや，ストレスが起きたときなど）

_____
_____
_____
_____
_____

トラウマの記憶やフラッシュバックや悪夢がひどくなるのは，どんなときですか？　書いてみましょう。（たとえば，睡眠不足のときや，長い時間ひとりでいるときなど）

_____
_____
_____

トラウマの記憶やフラッシュバックや悪夢が改善されるのは，どんなときですか？　書いてみましょう。（たとえば，友だちとおしゃべりしているとき，セラピーを受けているとき，運動しているときなど）

_____
_____
_____

トラウマの記憶やフラッシュバックや悪夢に対処するために役立つと思うアイディアを書いてみましょう。（たとえば，寝る前にゆっくりお風呂に入る，など）

_____

_____

_____

_____

_____

_____

_____

## アクティビティ1

# トラウマの記憶を避けること

> **あなたに知ってほしいこと**
> トラウマについて考えたり思い出したりするのは，つらくて苦しいので，できるだけ考えないようにしようとすることがよくあります。トラウマについて考えたり思い出したりするのを避ける状態はたくさんあります。

トラウマについて考えたり思い出したりするのを避ける状態には，このようなものがあります。

- トラウマについて話すのを避けたり，それについて話したがる人を避けたりするようになります。
- トラウマについて考えないでよいように，寝てばかりいるようになります。
- トラウマについて考えたり，トラウマを感じたりしないように，酒を飲んだりドラッグを使うようになります。
- トラウマを思い出させるような人や，場所や，活動を避けるようになります。
- トラウマについて考えたり思い出したりするのを避ける極端な状態は，そのできごとについて重要な部分を忘れてしまうことです。たとえば，なにが起きたのか，どんな順番で起きたのかなどが説明できなくなることがあります。こうした記憶はもどることも，もどらないこともあります。
- 以前楽しんでいた活動に興味がなくなったり，面白いと思わなくなったりします。
- 少しの感情しか持てなくなります。たとえば，うれしいと思わなくなり，怖いとか悲しいとか腹立たしいという気持ちしか，感じられなくなります。
- 将来について考えられなくなり，自分にはみんなのようなふつうの将来がないと思ってしまうことがあります。

> **例**
>
> 　ジョウイーは学校から帰る途中で暴行を受けました。それ以来，朝になるとお腹が痛くなって，学校へ行かなくなりました。暴行された道を通るのも避けるようになりました。学校へ行かなくてはならないときは，授業が終わって家に帰る前に，マリファナを吸います。リラックスした気分になって，いやなことを考えないですむからです。
>
> 　　　　　　　　　　　　　　　＊
>
> 　テイラーは小学生のころ，お母さんのボーイフレンドから性的虐待を受けました。そのことはだれにも話していません。虐待を受けたことはないかと，何度か聞かれたことがありますが，否定し続けてきました。そのことについて考えたり，だれかに話したりすることができないからです。

## やってみましょう

あなたが，トラウマについて考えたり思い出したりするのを避けていたことがあれば，下の当てはまるものに○印をつけましょう。そして，そのできごとの直後と，今について考えてみましょう。

| トラウマの直後 | 今 | |
|---|---|---|
| | | トラウマについて考えないようにしている |
| | | 起きたことについて，なにも感じないようにしている |
| | | 起きたことについて，だれとも話さないようにしている |
| | | トラウマが起きたときにしていた活動を，もうしないようにしている |
| | | トラウマが起きた場所に近づかないようにしている |
| | | トラウマになにか関係のある場所に近づかないようにしている（たとえば，はじめてトラウマについて話した場所） |

アクティビティ7　トラウマの記憶を避けること

|  |  |  | トラウマが起きた場所にいた人たちを避けるようにしている |
|---|---|---|---|
|  |  |  | トラウマについて話そうとする人を避けるようにしている |
|  |  |  | トラウマについてなにかを思い出させる人を避けるようにしている |
|  |  |  | なにが起きたのか，全部のことを覚えていない |
|  |  |  | 以前楽しんでいたことに，もう興味がなくなった |
|  |  |  | 以前，大切だと思っていた活動に興味がなくなった |
|  |  |  | 家族とのつながりが感じられなくなった |
|  |  |  | 友だちとのつながりが感じられなくなった |
|  |  |  | うれしいとか，わくわくするというような前向きな気持ちになれなくなった |
|  |  |  | 自分にはみんなのような将来がないと思う |
|  |  |  | 自分は，みんなのように長生きしないと思う |
|  |  |  | 自分の体験したトラウマについて考えたり感じたりしないでよいように，酒を飲んだりドラッグを使ったりしている |
|  |  |  | トラウマについて考えたり思い出したりするのを避けるほかの方法：<br>＿＿＿＿＿＿＿＿＿＿＿＿＿＿＿＿＿＿＿<br>＿＿＿＿＿＿＿＿＿＿＿＿＿＿＿＿＿＿＿<br>＿＿＿＿＿＿＿＿＿＿＿＿＿＿＿＿＿＿＿<br>＿＿＿＿＿＿＿＿＿＿＿＿＿＿＿＿＿＿＿ |

## もっとやってみましょう

あなたが避(さ)けていることについて，気づいたことがあれば，書いてみましょう。(たとえば，一番仲のよかった友だちともう話さなくなった。最初になにが起きたかを打ち明けた友だちだけど，今はもうそのことについて話したくないから，ということなど)

_____
_____
_____
_____

避(さ)けてもよい場合もありますが，避(さ)けてはいけない場合もあります。したくないけど，しなくてはならないと思うのは，どんなことですか？　書いてみましょう。(たとえば，なにが起きたか話したくないけど，裁判で本当のことを証言(しょうげん)しなくてはならない，ということなど)

_____
_____
_____
_____

避(さ)けるのをやめるために，あなたを助けてくれる信頼(しんらい)できる人は，だれですか？　書いてみましょう。(たとえば，両親，友だち，セラピスト*，先生など)　＊P.3参照

_____
_____
_____
_____

## アクティビティ 8

# びくついたり，いらいらしたり

### あなたに知ってほしいこと

トラウマを体験したあと，普段よりびくついたり，いらいらしたりするようになるかもしれません。すると よく眠れなくなったり，大きな音に驚いたり，不機嫌になったり，いらいらしたりするようになるでしょう。トラウマの起きる前よりも，世界が危険な場所に思えて，いつも危険はないかと，心配ばかりするようになるかもしれません。

### 例

タイラーは，けんかで人が刺されるのを目撃しました。それ以来，けんかを思い出させるような大声を聞くと，びくついたり，とても不安になったりするようになりました。それに，授業中でも，どんなときでも周囲を見回しています。勉強に集中できなくなって，成績が下がってしまいました。

\*

メガンは文化祭の日にボーイフレンドから性暴力を受けました。それからずっと，睡眠障害が続いています。悪夢を見たり，寝付けなかったりするようになりました。両親やきょうだいに向かって怒鳴ったり，友だちに腹を立てたりします。でもときが経つにつれて，彼女はあまりいらいらしたり，怒ったりしなくなりました。しかし，今でも学校でだれかが後ろからやって来ると，とても怖くなります。そのことを友だちに打ち明けると，彼女がロッカーにいるときは，いつもその友だちが後ろに立って守ってくれるようになりました。こうして，彼女は怖い思いをせずに，ロッカーから必要なものを取り出せるようになって，学校でも気分がよくなり始めました。

## やってみましょう

トラウマを体験した後,あなたもびくついたり,いらいらしたりすることは,ありますか? トラウマの直後と,今について考えて,当てはまるものに〇印をつけましょう。

| トラウマの直後 | 今 | |
|---|---|---|
| | | なかなか眠れない |
| | | 寝てもすぐ目が覚めてしまう |
| | | いらいらしていて,すぐに腹を立てる |
| | | 以前より怒りっぽくなった |
| | | 勉強のように集中しなくてはならないことに,気持ちを向けることができなくなった |
| | | 始終,周囲に危険がないかと注意するようになった |
| | | 大きな音にびくつくようになった |
| | | ほかにびくつくこと:<br>＿＿＿＿＿＿＿＿＿＿＿＿＿＿＿＿<br>＿＿＿＿＿＿＿＿＿＿＿＿＿＿＿＿<br>＿＿＿＿＿＿＿＿＿＿＿＿＿＿＿＿<br>＿＿＿＿＿＿＿＿＿＿＿＿＿＿＿＿<br>＿＿＿＿＿＿＿＿＿＿＿＿＿＿＿＿ |

アクティビティ8　びくついたり，いらいらしたり

## もっとやってみよう

　びくついたり，いらいらしたりしているとき，あなたはどうすれば気持ちが落ち着きますか？　書いてみましょう。(たとえば，ヨガを習う，友だちに電話をかける，など)

_____
_____
_____
_____
_____

　メガンが友だちに後ろに立っていてくれるように頼んだように，あなたにも，びくつかないためのよいアイディアがありますか？　書いてみましょう。

_____
_____
_____
_____
_____

　びくついているときにあなたを助けてくれる人はいますか？　助けてくれる人の名前を書いてみましょう。

_____
_____
_____
_____
_____

## アクティビティ9

# あなたにはPTSD（心的外傷後ストレス障害）がありますか？

### あなたに知ってほしいこと

PTSDという言葉を聞いたことがあるかもしれませんね。PTSDってなんだろう，もしかしたら自分もPTSDかなと思っている人もいるでしょう。

PTSDは，心的外傷後ストレス障害のことで，これはトラウマ（心的外傷）＊を体験したあとに精神面に起こるいろいろな症状のひとつなのです。トラウマが原因で起こる症状やPTSDは，医師や，カウンセラー＊やセラピスト＊や心理学者やソーシャルワーカーといったメンタルヘルス（精神衛生）の専門家によって診断されます。　＊P.3参照

ここまで述べてきたトラウマに対する反応や症状がいくつか当てはまると，PTSDだと言えます。トラウマを思い出させるようなものを避けたり，トラウマの記憶が突然襲ってきたり，悪夢を見たり，いつもびくついたり，いらいらしたりといった症状があって，それで日常生活が普段どおりにおくれないような場合をPTSDと言うのです。テレビなどのメディアでは，トラウマが起こす症状を全てPTSDと呼ぶことがありますが，いつもそうとは限りません。たとえば，うつは，トラウマ体験から起こりがちなメンタルヘルスの症状のひとつです。

トラウマを体験することによって起きたPTSDやほかの症状について，ぜひ知っておいてほしい大切なことは，こうした症状は，多くの場合，ずっと続くものではないということです。精神障害によっては，慢性（治療できても，すっかり治ることがないこと）のものもありますが，PTSDやそのほかのトラウマによる症状は，たいていの場合，すっかりなくなるものです。これはちょうど足をくじいたようなものです。足の捻挫でも脳性小児麻痺でも，同じように松葉杖を使うことがありますが，脳性小児麻痺は大体の場合慢性の病気で，足の捻挫は治るものなのです。

アクティビティ9　あなたにはＰＴＳＤ（心的外傷後ストレス障害）がありますか？

> **例**
>
> 　地震が起きたとき，ハナは家の中にいました。うまく家の外に逃げることができましたが，地震のことをあれこれ思い出したり，悪夢を見たりするようになり，いつもびくついたり，いらいらしたり，すぐ腹を立てたりするようになりました。
>
> 　彼女は学校でＰＴＳＤのセラピー*のグループに参加してみました。ソーシャルワーカーの先生にＰＴＳＤについていろいろ教えてもらって，地震に対して同じ反応を示す人がほかにも大勢いること，そしてその症状にはＰＴＳＤという名前があることを知って，ずっと気が楽になりました。　＊Ｐ．３参照

## やってみましょう

トラウマを体験してから，次のことが起こるようになったかどうか，考えてみましょう。当てはまるものに印をつけましょう。

|   |   |
|---|---|
|   | 思い出したくないのに，トラウマについての考えや記憶が頭の中に突然現れることがある |
|   | トラウマについての悪い夢を見ることがある |
|   | フラッシュバックが起こる |
|   | トラウマを思い出すと，息苦しくなったり，心臓がバクバクしたり，筋肉がこわばったりといった身体的な反応が起きる |
|   | トラウマについて思い出すと，激しい感情が起こる（悲しくなったり，腹が立ったり，怖くなったり） |
|   | トラウマについて，考えたり，感じたり，人と話したりすることを避けている |
|   | トラウマを思い出させるようなことを避けている（人や場所や行動） |
|   | なにが起こったのか，重要な部分を思い出せない |
|   | 以前は楽しいと思っていたことに興味がなくなった |
|   | 自分だけ周囲から取り残されている感じがする |
|   | 自分の将来を思い描くことができない |
|   | 夜眠れない |
|   | トラウマの起こる前よりも，いらいらしたり怒りっぽくなったりした |
|   | 集中できない |
|   | びくついたり，いらいらしたりする |

もし６つ以上当てはまったら，ＰＴＳＤかどうか医師やメンタルヘルスの専門家に相談してみましょう。そして，ＰＴＳＤの症状に対処するのを助けてもらいましょう。

アクティビティ9　あなたにはＰＴＳＤ（心的外傷後ストレス障害）がありますか？

## もっとやってみましょう

　自分の精神面の症状を診断してもらうことは，あなたにとって重要だと思いますか？　なぜですか？　次に書いてみましょう。

_____
_____
_____
_____
_____
_____

　自分の症状に名前があることがわかって安心する人もいるし，反対に，診断を下されるのは悪いことだと思う人もいるでしょう。あなたにとって，ＰＴＳＤやほかの症状だと診断されることは，どういうことだと思いますか？　書いてみましょう。

_____
_____
_____
_____
_____
_____

## アクティビティ 10

# 支援の輪を作りましょう

### あなたに知ってほしいこと

トラウマから回復するためにあなたが必要とする最も大切なものは，支援の輪です。支援の輪がよいものであればあるほど，あなたは早く，そしてうまくトラウマから立ち直ることができるのです。家族や友だちだけでなく，まだ会ったことのない人でも，あなたの支援の輪になれるのです。支援の輪を作って利用することは，トラウマ治癒にとって大切なことなのです。

### 例

ブランドンは叔父さんから性的虐待を受けました。家族が彼を支えてくれますが，自分の考えや気持ちをあまり家族と話したくありません。性的虐待を受けるのは女の子だけだと彼は思っていました。自分以外の男の子が性的虐待を受けたなんて聞いたことがないので，きっと自分はどこかおかしいのではないだろうかと考えていました。ときどき叔父さんのことが懐かしくなることさえあります。ブランドンが性的虐待を受けていることをしゃべらないように，叔父さんは特別なプレゼントをくれたり，楽しいことをしてくれました。

彼は，同じように性的虐待を受けた男の子たちのセラピーグループ*に参加することになりました。よく知らない子たちばかりだし，自分と共通したところもなさそうですが，それでも，週に一度，自分の体験したことを本当にわかってくれる人と話すのは，よいことだと思いました。グループに参加して，ほかのみんなも同じような反応をしていたということ，そういう反応はよくあるものだということがわかりました。

＊

ケイラは友だち２人といっしょに学校へ行く途中，酔っ払い運転の車に轢かれました。それまでその２人とは，それほど仲良くありませんでしたが，事故をきっかけにしてとても親密になりました。いつもいっしょにいて，共に支え合って困難を乗り越えました。事故からずいぶん経って，もうそれほどいっしょに時間を過ごすことがな

アクティビティ 10　支援の輪を作りましょう

くなってからも，お互いを必要とすれば，たとえ夜中であっても，頼り合える仲間になりました。友だちと支え合うことができて，彼女は事故から立ち直ることができました。

注）＊セラピーグループ：精神療法や物理療法を受けているグループ

## やってみましょう

あなたを支えてくれるのは，だれですか？　次に書いてみましょう。

| 家族 | 友だち | それ以外の人 |
| --- | --- | --- |
|  |  |  |
|  |  |  |
|  |  |  |
|  |  |  |
|  |  |  |
|  |  |  |
|  |  |  |
|  |  |  |
|  |  |  |
|  |  |  |

あなたの支援の輪から6人選びましょう。できれば，家族，友だち，それ以外の人から，2人ずつ選んで，あなたを支えるどんなことをしてくれるかを書いてみましょう。

支えてくれる人1：＿＿＿＿＿＿＿＿＿＿＿＿＿＿＿＿＿＿＿＿＿＿＿＿＿＿＿＿＿＿＿＿＿＿

してくれること：＿＿＿＿＿＿＿＿＿＿＿＿＿＿＿＿＿＿＿＿＿＿＿＿＿＿＿＿＿＿＿＿＿＿

＿＿＿＿＿＿＿＿＿＿＿＿＿＿＿＿＿＿＿＿＿＿＿＿＿＿＿＿＿＿＿＿＿＿＿＿＿＿＿＿＿＿

＿＿＿＿＿＿＿＿＿＿＿＿＿＿＿＿＿＿＿＿＿＿＿＿＿＿＿＿＿＿＿＿＿＿＿＿＿＿＿＿＿＿

＿＿＿＿＿＿＿＿＿＿＿＿＿＿＿＿＿＿＿＿＿＿＿＿＿＿＿＿＿＿＿＿＿＿＿＿＿＿＿＿＿＿

＿＿＿＿＿＿＿＿＿＿＿＿＿＿＿＿＿＿＿＿＿＿＿＿＿＿＿＿＿＿＿＿＿＿＿＿＿＿＿＿＿＿

支えてくれる人2：＿＿＿＿＿＿＿＿＿＿＿＿＿＿＿＿＿＿＿＿＿＿＿＿＿＿＿＿＿＿＿＿＿＿

してくれること：＿＿＿＿＿＿＿＿＿＿＿＿＿＿＿＿＿＿＿＿＿＿＿＿＿＿＿＿＿＿＿＿＿＿

＿＿＿＿＿＿＿＿＿＿＿＿＿＿＿＿＿＿＿＿＿＿＿＿＿＿＿＿＿＿＿＿＿＿＿＿＿＿＿＿＿＿

＿＿＿＿＿＿＿＿＿＿＿＿＿＿＿＿＿＿＿＿＿＿＿＿＿＿＿＿＿＿＿＿＿＿＿＿＿＿＿＿＿＿

＿＿＿＿＿＿＿＿＿＿＿＿＿＿＿＿＿＿＿＿＿＿＿＿＿＿＿＿＿＿＿＿＿＿＿＿＿＿＿＿＿＿

＿＿＿＿＿＿＿＿＿＿＿＿＿＿＿＿＿＿＿＿＿＿＿＿＿＿＿＿＿＿＿＿＿＿＿＿＿＿＿＿＿＿

支えてくれる人3：＿＿＿＿＿＿＿＿＿＿＿＿＿＿＿＿＿＿＿＿＿＿＿＿＿＿＿＿＿＿＿＿＿＿

してくれること：＿＿＿＿＿＿＿＿＿＿＿＿＿＿＿＿＿＿＿＿＿＿＿＿＿＿＿＿＿＿＿＿＿＿

＿＿＿＿＿＿＿＿＿＿＿＿＿＿＿＿＿＿＿＿＿＿＿＿＿＿＿＿＿＿＿＿＿＿＿＿＿＿＿＿＿＿

＿＿＿＿＿＿＿＿＿＿＿＿＿＿＿＿＿＿＿＿＿＿＿＿＿＿＿＿＿＿＿＿＿＿＿＿＿＿＿＿＿＿

＿＿＿＿＿＿＿＿＿＿＿＿＿＿＿＿＿＿＿＿＿＿＿＿＿＿＿＿＿＿＿＿＿＿＿＿＿＿＿＿＿＿

＿＿＿＿＿＿＿＿＿＿＿＿＿＿＿＿＿＿＿＿＿＿＿＿＿＿＿＿＿＿＿＿＿＿＿＿＿＿＿＿＿＿

アクティビティ 10　支援の輪を作りましょう

支えてくれる人4：＿＿＿＿＿＿＿＿＿＿＿＿＿＿＿＿＿＿＿＿＿＿＿＿＿＿＿＿＿＿＿＿

してくれること：＿＿＿＿＿＿＿＿＿＿＿＿＿＿＿＿＿＿＿＿＿＿＿＿＿＿＿＿＿＿＿

＿＿＿＿＿＿＿＿＿＿＿＿＿＿＿＿＿＿＿＿＿＿＿＿＿＿＿＿＿＿＿＿＿＿＿＿＿＿＿

＿＿＿＿＿＿＿＿＿＿＿＿＿＿＿＿＿＿＿＿＿＿＿＿＿＿＿＿＿＿＿＿＿＿＿＿＿＿＿

＿＿＿＿＿＿＿＿＿＿＿＿＿＿＿＿＿＿＿＿＿＿＿＿＿＿＿＿＿＿＿＿＿＿＿＿＿＿＿

支えてくれる人5：＿＿＿＿＿＿＿＿＿＿＿＿＿＿＿＿＿＿＿＿＿＿＿＿＿＿＿＿＿＿＿＿

してくれること：＿＿＿＿＿＿＿＿＿＿＿＿＿＿＿＿＿＿＿＿＿＿＿＿＿＿＿＿＿＿＿

＿＿＿＿＿＿＿＿＿＿＿＿＿＿＿＿＿＿＿＿＿＿＿＿＿＿＿＿＿＿＿＿＿＿＿＿＿＿＿

＿＿＿＿＿＿＿＿＿＿＿＿＿＿＿＿＿＿＿＿＿＿＿＿＿＿＿＿＿＿＿＿＿＿＿＿＿＿＿

＿＿＿＿＿＿＿＿＿＿＿＿＿＿＿＿＿＿＿＿＿＿＿＿＿＿＿＿＿＿＿＿＿＿＿＿＿＿＿

支えてくれる人6：＿＿＿＿＿＿＿＿＿＿＿＿＿＿＿＿＿＿＿＿＿＿＿＿＿＿＿＿＿＿＿＿

してくれること：＿＿＿＿＿＿＿＿＿＿＿＿＿＿＿＿＿＿＿＿＿＿＿＿＿＿＿＿＿＿＿

＿＿＿＿＿＿＿＿＿＿＿＿＿＿＿＿＿＿＿＿＿＿＿＿＿＿＿＿＿＿＿＿＿＿＿＿＿＿＿

＿＿＿＿＿＿＿＿＿＿＿＿＿＿＿＿＿＿＿＿＿＿＿＿＿＿＿＿＿＿＿＿＿＿＿＿＿＿＿

＿＿＿＿＿＿＿＿＿＿＿＿＿＿＿＿＿＿＿＿＿＿＿＿＿＿＿＿＿＿＿＿＿＿＿＿＿＿＿

支えてくれる人が，そんなにたくさんいないこともよくあります。でも，自分のための支援の輪を作っていくのはとても重要なことです。

　あなたは，だれに支援の輪に入ってもらいたいですか？　そして，それぞれの人に，どんなことをしてほしいと思いますか？　書いてみましょう。

_____
_____
_____
_____
_____
_____
_____

　その人たちに，あなたの支援の輪に入ってもらうために，あなたはなにをすればよいですか？　書いてみましょう。

_____
_____
_____
_____
_____
_____
_____

## アクティビティ11

# トラウマについて話せますか？

> **あなたに知ってほしいこと**
> 自分の受けたトラウマについて，両親のようなとても身近な人にも話せないことがあります。でもトラウマについてだれかに話さなければ，サポートを得られないことが多いのです。

トラウマについて話すことができない理由には，次のようなものが考えられます。

- トラウマを引き起こしたできごとや，自分がトラウマにどう反応したかを話すのが恥ずかしいから。
- なにかよくないことをしていたときに，そのできごとが起きたから。
- 話を聞いてくれる人がだれもいないと思うから。
- 話を聞いた人がどう反応するか，不安だから。
- だれにも言うなと脅されていたり，人に話したらどうなるか考えると怖くなるから。

### 例

　デビッドは親に友だちの家に泊まると嘘をついて，よく知らない人たちのパーティーに行きました。そこで喧嘩が始まって，女の子が刺されてしまいました。彼はそのときのことが頭から離れず，学校で集中できなくなってしまいました。女の子が刺されたことを言うと，パーティーに行ったことがばれるので，はじめは親にだまっていました。でもしばらくして親に相談することができました。嘘をついていたことは叱られましたが，彼がひどい事件を目撃したことに同情してくれて，彼を支えてくれました。

＊

　ローレンは親戚の集まりのとき，年上のいとこから性的暴行を受けました。そして「人に言っても信じてもらえっこないぞ」と，いとこに脅されました。それに，いとこは大学の奨学金をもらっているので，もし彼女がしゃべれば，彼の人生はだいな

49

しになってしまうと言うのです。
　彼女は暴行に対処するための助けが必要ですが，人に話すのをためらっています。性的暴行について話すのは恥ずかしいし，いとこの大学生活を壊すこともしたくありません。それに親も親戚も信じてくれないのではないかと心配です。でも彼女はだれかに相談したくてたまりません。そこで，学校のカウンセラーに話しました。カウンセラーは警察に通報して，彼女の両親にも話しました。お母さんははじめは信じてくれませんでした。でもお母さんが信じてくれるようになるまで，ほかの人たちが彼女を支えてくれました。

## やってみましょう

　トラウマについて，すでにだれかに話すことができていたら。
　あなたの話を聞いてくれた人は，どう反応しましたか？　あなたにとって役に立った反応と，そうでなかった反応について，書いてみましょう。

___
___
___
___
___

　あなたはほかにだれに話したいと思いますか？　そして，どう話せばよいと思いますか？　書いてみましょう。

___
___
___
___
___

アクティビティ11　トラウマについて話せますか？

まだだれにも話していなければ，この表を使って，プラス面とマイナス面について考えてみましょう。

| 話すことの<br>プラス面 | 話すことの<br>マイナス面 | 話さないことの<br>プラス面 | 話さないことの<br>マイナス面 |
|---|---|---|---|
| 例：自分を傷つけた相手にもう会わないですむようになる。 | 例：警察に言わなくてはならなくなるかもしれない。 | 例：家族にストレスを与えないですむ。 | 例：専門家からの必要なサポートが受けられない。 |
|  |  |  |  |
|  |  |  |  |
|  |  |  |  |
|  |  |  |  |
|  |  |  |  |

あなたは，今だれに話そうと考えていますか？　どんなふうに打ち明けますか？　その人がどう反応してくれればよいと思いますか？　あなたの望むような反応でなかったらどうしますか？　書いてみましょう。

_____
_____
_____
_____
_____
_____

## アクティビティ 12

# 助けを求めましょう

### あなたに知ってほしいこと

　トラウマから回復している間，ほとんどの人はなんらかの助けを必要としています。
　(1)まず，自分にはどんな助けが必要なのかを決めて，
　(2)助けてくれる人を選び，
　(3)なにをしてほしいのか具体的に助けを求める，
という順序でサポートを得るとよいでしょう。
　カウンセラー＊，セラピスト＊，心理学者，ソーシャルワーカー＊，精神科医などの専門家も回復を助けてくれます。　＊P.3参照

### 例

　春休み中のパーティーでステファニーは同学年の男の子にレイプされました。新学年になってクラス替えがあり，その子と同じクラスになってしまいました。彼女はクラスを変えてもらいたいと思いました。校長先生にはレイプのことを話してあったので，校長先生がカウンセラーに言ってクラスを変えてくれました。彼女が自分でカウンセラーに，なにが起きたかを説明する必要はありませんでした。

＊

　ジェームスは交通事故にあって以来，勉強になかなか集中できません。親と口論したり学校でも喧嘩をしたりするようになりました。夜寝ようとするときにだけ，事故のことが思い出されます。おかげで彼は眠れなくなってしまいました。両親にセラピストのところへ行くように勧められましたが，はじめは気が進みませんでした。セラピストのところに行くのは「頭のおかしい人」だけだと思っていたからです。でも思い直して，少しだけなら行ってみようという気になりました。

　彼はソーシャルワーカーのライアン先生のところでセラピーを受けるようになりました。ライアン先生のおかげで，今の自分の行動はよくあるトラウマへの反応だとい

うことがわかりました。彼は毎週1時間，ライアン先生のところへ行って，トラウマへの反応をコントロールする練習やほかの方法を教えてもらいました。数ヵ月経つと，彼はすっかり気分がよくなって，「ふつうの」生活にもどることができたので，もうセラピーを受ける必要がなくなりました。

## やってみましょう

あなたにはどんな助けが必要ですか？　書いてみましょう。

_____
_____
_____
_____

だれに助けを求めればよいですか？　書いてみましょう。

_____
_____
_____
_____

あなたはその人に，どのように頼めばよいですか？　書いてみましょう。その人に，自分がしてほしいことを，具体的に言うのを忘れないようにしましょう。

_____
_____
_____
_____

アクティビティ 12　助けを求めましょう

　あなたはセラピーやセラピーにかかる人についてどう考えていますか？　セラピーを受けたくない理由がありますか？　その理由は意見ではなくて，事実に基づいたものですか？　書いてみましょう。

_____

_____

_____

_____

　今は必要なくても，あとでカウンセラーやセラピストの助けが必要になることがあります。それはどういう場合でしょうか。

_____

_____

_____

_____

　助けが必要だと判断したら，親にどのように言えばよいですか？　書いてみましょう。

_____

_____

_____

_____

## もっとやってみましょう

　あなたは，セラピストやカウンセラーにどんなことを望みますか？　望むことを書いてみましょう。

_____

_____

_____

_____

　そのセラピストが，あなたの期待に応えてくれる力量を持っているかどうかを知るために，あなたは，セラピストにどんなことを質問すればよいですか？

_____

_____

_____

_____

_____

_____

## アクティビティ 13

# 健全な対処法と，不健全な対処法

> **あなたに知ってほしいこと**
>
> トラウマに対処するために，健全な方法や行動だけでなく，ときには不健全な方法や行動を取ることがあります。健全な対処法を使っていくと，自分がなにを必要としているかが理解できるようになります。不健全な対処法を健全な方法に変えることもできるのです。　＊対処：適切に対応すること。

### 例

　トラウマを受けて以来，レイチェルは人といるのがいやになり，ただひたすら，そのつらいできごとを忘れたいと思うようになりました。人を遠ざけて，できるだけひとりで部屋にいようとします。

　学校へ行きたくないので，親に病気だと嘘をつくこともあります。彼女は，お酒を飲めばよく眠れるし，トラウマについても考えないですむと思い，毎日お酒を飲むようになってしまいました。

　でも友だちのジェンのおかげで，彼女がいつもひとりでいようとするのは，人といるのが怖いからなんだということに，気づきました。そして，お酒を飲むのはトラウマのことを考えたくないからだということにも気がつきました。

　ジェンは学校で彼女が安心していられるように，いつもいっしょにいてくれると約束してくれました。それに，もし彼女がトラウマについて考え始めたら，ジェンの腕をぎゅっとつかんで合図することにしました。

　合図を受けたジェンは，彼女が深刻に考え込まないように，トラウマと関係のないことや，おかしい話をしてくれます。この計画を使えば，彼女は人を遠ざけないようになって，きっとお酒もやめられるでしょう。

## やってみましょう

今あなたが使っている対処法(たいしょほう)をリストにしましょう。どんなふうに役立っているか,それは健全な方法なのかどうかも書きましょう。もし不健全な方法なら,代わりにどんな健全な方法を使えばよいですか? レイチェルの例を参考にしてみましょう。

| 対処法(たいしょほう) | 目的 | それは健全な方法？不健全な方法？ | 不健全な方法に代わる健全な方法 |
| --- | --- | --- | --- |
| ひとりで部屋にこもる。 | 安全だと思う。 | 健全な方法ではない。成績が落ちるし,友だちにも会えない。 | 友だちにいつもいっしょにいてもらうように頼んで,学校へもどる。 |
|  |  |  |  |
|  |  |  |  |
|  |  |  |  |
|  |  |  |  |
|  |  |  |  |

アクティビティ 13　健全な対処法と，不健全な対処法

ほかに新しい対処法があれば，書いてみましょう。

| 健全な対処法 | 目的 |
|---|---|
| キックボクシングを習う。 | 強くなって，自分を守ることができる。運動にもなる。 |
|  |  |
|  |  |
|  |  |
|  |  |
|  |  |
|  |  |
|  |  |
|  |  |

59

## もっとやってみましょう

　今自分がすでにしていることを，トラウマの対処法にすることができれば，気分がよくなりますよ。たとえば，シャワーを浴びるとトラウマのストレスが洗い流されると想像してみましょう。すると，シャワーのような普段の行動を通してストレスを下げられるようになります。

　あなたが今していることで，トラウマから回復するための対処法にできることはありませんか？　書いてみましょう。

_____
_____
_____
_____
_____
_____
_____
_____

## アクティビティ14

# 緊急時に備えましょう

### あなたに知ってほしいこと
トラウマから回復しているときに，緊急事態が起きて助けが必要になることもあります。そんなときどうしたらよいか，前もって準備しておくとよいですね。

### 例

　ジャスティンは，トラウマの記憶にとても強い反応を示すことがあります。パニック障害を起こしたり，泣き出したり，過呼吸になったりすることがあるのです。授業中にそうなったときのために，彼は，カードを用意しています。

　そのカードを先生に見せれば，教室を出て学校のソーシャルワーカーの部屋へ行かせてもらえることになっています。カードを渡された先生は，彼を止めたり，説明を求めたりせずに，いつでも必要なときに教室を出ることを許可してくれます。

　はじめは，トラウマについて話したくなかったので，先生に頼むのが心配でした。でも，先生たちはみな，彼がトラウマを抱えているということを知っただけで，彼の希望を聞き入れてくれました。彼はトラウマについて詳しく説明する必要がありませんでした。

注）
＊過呼吸：身体的，精神的な原因から，呼吸が異常に激しくなって呼吸困難の症状を起こすこと。

＊

　ニッキーはお父さんから長年にわたって性的虐待を受けていました。あるとき，そのことを人に言って，お父さんが逮捕されました。そのあと，お父さんは仮釈放されて，裁判までの間，知り合いの家に泊まっています。お父さんは彼女に近づくことを禁止されていますが，それでもお父さんにどこかで出会ってしまうのではないかと心配です。

　そこで，彼女は親しい友人に頼んで，緊急時の計画を立てました。
　友だちといっしょにいるときに，お父さんを見たり，外にいるときに彼女がつらい

気持ちになったりしたら，友だちは彼女といっしょに，すぐそこを去ることにしました。トイレに行くときもだれかがついてきてくれます。彼女が安心していられるように，友だちがいつもいっしょにいてくれるのです。

それに，必要なときいつでも警察に通報できるように，だれかが常に携帯電話を持っていることにしました。

## やってみましょう

次の場所や，それ以外のところでも，緊急事態が起きたときのための計画を立てておきましょう。それぞれ書いてみましょう。

学校で緊急事態が起きたとき：

_____

_____

_____

家で緊急事態が起きたとき：

_____

_____

_____

仕事場で緊急事態が起きたとき：

_____

_____

_____

アクティビティ 14　緊急時に備えましょう

友だちと出かけているところで緊急事態が起きたとき：

_____

_____

_____

クラブ活動や，ミーティングや，そのほかの活動をしているところで緊急事態が起きたとき：

_____

_____

_____

そのほかのところで緊急事態が起きたとき：

_____

_____

_____

そのほかのところで緊急事態が起きたとき：

_____

_____

_____

## アクティビティ15

# 呼吸法を覚えましょう

> **あなたに知ってほしいこと**
>
> トラウマを引き起こす体験をしたり，トラウマを思い出したりすると，体が化学物質を放出して，「戦うか，逃げるか，固まるか」という反応を起こします。
>
> しっかり深呼吸すれば，脳と体に自分は安全だというシグナルが送られて，「戦うか，逃げるか，固まるか」反応が止まります。しっかり深呼吸するためのよい練習法がたくさんありますよ。

### 呼吸を感じながら深呼吸する方法

呼吸方法で最も重要なことは，まず自分の呼吸の仕方に気づくことです。

あなたがリラックスしているときの呼吸はどうですか？

息を吸う時間と吐く時間は，同じぐらいですか？　それともどちらかが長いですか？

あなたが息をするとき，体のどの部分が動いていますか？

そのほかに自分の呼吸について気がつくことはありますか？

できれば，トラウマについて考えているときの呼吸を調べてみましょう。リラックスしているときと，どのようにちがっていますか？

次に意識的に，しっかりと深呼吸をしてみましょう。できれば，居心地のよい場所で寝転んで練習するとやりやすいでしょう。

お腹の上に，片手か両手を乗せて，お腹の中に風船が入っていると想像しましょう。

ゆっくり息を吸い込んで，胸と肺とお腹の風船を膨らませましょう。

今度はゆっくり息を吐いて，お腹の風船と肺と胸をすっかり空っぽにしましょう。

ゆっくりコントロールしながら息を吐くためには，バースデーケーキのろうそくを吹き消すふりをしてみるのもよいですね。10回続けて深呼吸してみましょう。

寝転んだ状態で，じょうずにできるようになったら，座ったり立ったりしているときにも練習しましょう。

アクティビティ 15　呼吸法を覚えましょう

## やってみましょう

今覚えた呼吸法を毎日数回ずつ何日間か続けて，次の質問に答えましょう。

あなたはこの呼吸法のどこが好きですか？

_____
_____
_____

あなたはこの呼吸法のどこが嫌いですか？

_____
_____
_____

トラウマに関係のない状況でも，この呼吸法を使えますか？　それはどんなときですか？（たとえば，テストの前や，親になにかを頼むときなど）

_____
_____
_____

トラウマに関係したどんな状況で，この呼吸法を使いますか？（たとえば，自分を傷つけた人を見たときや，悪夢から目が覚めたときなど）

_____
_____
_____

## もっとやってみましょう

　呼吸法にはほかにこんなものもあります。それぞれ練習してみて，いろいろな状況に一番合う方法を見つけましょう。

### 胸とお腹を使う呼吸法（腹式深呼吸）

　深呼吸の練習ができたら，片手を胸に，もう片手をお腹においてみましょう。そして，息を吸ったり吐いたりすると，胸やお腹がどう動くかを見てみましょう。

　胸だけが動くのは浅く息をしているときです。そんなときは，もっとゆっくり深く息をして，胸もお腹も動くようにしましょう。

　しばらくこの方法を練習していると，手を胸とお腹に置いただけで，それが合図になって，自然にゆっくり深く呼吸できるようになりますよ。

### 数を数えながら呼吸する方法

　息を吸うのと吐くのが同じ長さになるように，ゆっくりと呼吸するためには，数えながら呼吸をするとよいでしょう。

　息を吸いながら，ゆっくり数えてみましょう。いくつまで数えるという決まりがあるわけではありませんが，息を吸う間は3から6ぐらいまで数えるのがよいでしょう。

　今度は息を吐きながら，ゆっくり数えましょう。吸うのと吐くのが同じになるようにコントロールしましょう。

　この練習をしたら，今度は，もっとゆっくり呼吸して，吸う時間と吐く時間を少しずつ延ばしてみましょう。

　吐く息をひとつ分だけ長くすると，もっと落ち着くと言う人もいますし，そうでない人もいます。あなたはどうですか？

## アクティビティ 16

# 気持ちを静めましょう

### あなたに知ってほしいこと

体を平静に保ったり落ち着かせたりすると，トラウマへの反応がコントロールしやすくなって，過去のことではなくて，現在のことに気持ちを集中させることができるようになります。いろいろな方法を試してみましょう。

### 5-4-3-2-1

部屋の中に見えるものを5つ挙げましょう。それについて少し詳しく説明してみましょう。それから，聞こえるものを5つ言ってみましょう。

今度は，見えるものを4つ挙げましょう。

聞こえるものを4つ，見えるものを3つ，聞こえるものを3つ，見えるものを2つ，聞こえるものを2つ，見えるものを1つ，聞こえるものを1つ，と挙げていきましょう。

こんな方法もありますよ。

### 探してみよう

色をひとつ選んで，部屋の中からその色のものを全部選んで言ってみましょう。

この方法は無限に応用できますね。写真を1枚選んで，その中にある色を全部挙げてみたり，同じ文字から始まるものを部屋の中から選んだり，部屋の中のものを，その名前を挙げながら全部数えてみたり，といった風にです。

これは全ての注意力を，今現在と，あなたが今いるこの場所に集中させることで，それ以外のときのことや別の場所についてのじゃまな考えを頭から払いのける練習なのです。

## やってみましょう

　前のページの「5－4－3－2－1」と「探してみよう」を毎日何回かずつ，数日間練習してみましょう。そして，次の質問について考えてみましょう。

　あなたはこれらの方法のどこが好きですか？
___
___
___

　これらの方法のどこが嫌いですか？
___
___
___

　これらの方法をどんなときに使おうと思いますか？
___
___
___
___

アクティビティ 16　気持ちを静めましょう

　だれにも気づかれずにこれらの方法を使いたいと思うこともあるでしょう。人の注意を引いたり動転していることに気づかれたりせずに、気持ちを落ち着かせなければならない場合があるかもしれません。

　たとえば、「5－4－3－2－1」の方法を、人に気づかれずにやるにはどうすればよいか考えてみましょう。

　どうすれば、だれにも気づかれずにこの方法をやることができるでしょうか？（たとえば、学校にいるときなら、見えたり聞こえたりするものを紙に書いてみる、など）

_____

_____

_____

　この方法はどんなときに、役立つと思いますか？（たとえば、トラウマを思い出して授業中に不安になったときに、気持ちを落ち着かせることができれば、教室を出なくてすむ、など）

_____

_____

## もっとやってみましょう

たかぶった気持ちを落ち着かせる方法は，ほかにもありますよ。

### 集中して落ち着こう

楽(らく)ないすに座って，床に足をつけましょう。あなたは地面とつながっています。まず足が床についていることを感じましょう。

いすの座席に太ももの裏側が接していること，いすの背もたれに背中がくっついていること，いすの肘掛(ひじかけ)に腕(うで)が乗っていることを感じましょう。いすがどのようにあなたを地面と結び付けているかに気づいてください。

深呼吸しましょう。深呼吸しながら自分がどう地面とつながっているかに気持ちを集中し続けましょう。ほかの考えが起きても，そっと意識を自分と地面のつながりにもどしましょう。気持ちが落ち着くまで，深呼吸しながら，地面とのつながりを感じ続けましょう。

### ボディスキャン

頭の中で，自分の体をゆっくり眺(なが)めてみましょう。体の部分部分で感じることを言ってみましょう。感覚を変えようとせずに，感覚が自然に変わるかどうかを見てみましょう。その感覚がよいとか悪いとかと判断せずに，なにを感じているかだけに気持ちを向けましょう。この方法は，性的虐待(せいてきぎゃくたい)を受けた人にはつらい方法かもしれませんので，用心しながら行ってください。

ここに挙(あ)げた方法を毎日何度か，数日間続けてみて，次の質問に答えてみましょう。

あなたは，この方法のどこが好きですか？

_____

_____

_____

_____

アクティビティ 16　気持ちを静めましょう

この方法のどこが嫌いですか？

_____
_____
_____
_____

この方法をどんなときに使おうと思いますか？

_____
_____
_____
_____

この方法をだれにも気づかれずにするには，どうすればよいですか？

_____
_____
_____
_____

## アクティビティ17

# リラックスしましょう

> **あなたに知ってほしいこと**
> トラウマやトラウマの記憶のせいで，筋肉に緊張感が蓄積されてしまうことがあります。トラウマからの回復を促進するためには，筋肉をリラックスさせることが大切です。いろいろな方法を覚えましょう。

### 筋肉リラックス促進法

楽な姿勢をとりましょう。座っても寝転んでもかまいません。まずいくつか深呼吸をしましょう。

次に，顔の筋肉を緊張させて，数秒間そのままにしてから，筋肉をゆるめます。深呼吸をいくつかしましょう。

今度は，首と肩の筋肉を，数秒間緊張させてから，ゆるめます。また深呼吸をいくつかします。

次に手と腕の筋肉を同じように数秒間緊張させてから，ゆるめます。深呼吸をいくつかします。

さらに，胸，背中，お腹の筋肉を数秒間緊張させて，ゆるめます。それから深呼吸を数回。

太ももも同じようにして，最後に足とすねを同じように数秒間緊張させたら，筋肉をゆるめて，深呼吸をいくつかします。

体の中で，まだ緊張しているところはありませんか？　緊張しているところがあれば，数秒間緊張させてから，ゆるめてみましょう。深呼吸を何回かするのも忘れないように。緊張がほぐれたら，自分にとって楽な方法で動き回ってみてから，一日の活動にもどりましょう。

### 一度に全ての筋肉を緊張させてゆるめる方法

体全体の筋肉を一度に全て緊張させて，数秒間そのままにしてから，ゆるめましょう。体全体がリラックスするまで，3回から5回繰り返しましょう。

## 特定の筋肉を緊張させてゆるめる方法

体の一部分だけが緊張している人も多いのです。そういう場合は，その部分だけを緊張させてからゆるめましょう。その部分の筋肉を数秒間緊張させて，ゆるめましょう。

### やってみましょう

ここで学んだ方法を一日に数回，何日間か続けて練習してみましょう。それから，次の質問について考えてみましょう。

**筋肉リラックス促進法**

この方法のどこが好きですか？

_____
_____
_____

この方法のどこが嫌いですか？

_____
_____
_____

この方法をどんなときに使おうと思いますか？（たとえば，よく眠れるように寝る前にしてみる，など）

_____
_____
_____
_____

**一度に全ての筋肉を緊張させてゆるめる方法**

　この方法のどこが好きですか？

_____

_____

_____

　この方法のどこが嫌いですか？

_____

_____

_____

　この方法をどんなときに使おうと思いますか？（たとえば，学校に着いて車から降りるとき，など）

_____

_____

_____

_____

**特定の筋肉を緊張させてゆるめる方法**

　この方法のどこが好きですか？

_____

_____

_____

アクティビティ 17　リラックスしましょう

この方法のどこが嫌(きら)いですか？
_____
_____
_____

この方法をどんなときに使おうと思いますか？（たとえば，心配な数学のテストの前，など）
_____
_____
_____

## もっとやってみましょう

　だれにも気づかれずに，いろいろな方法をしたいときもあるでしょう。ここで紹介したリラックスの方法は，どうすれば，人に気づかれずにすることができるか，考えてみましょう。

　だれにも気づかれないでこの方法をするには，どうしたらよいでしょうか？　書いてみましょう。
_____
_____
_____

ほかにどんな状況でこの方法が役に立ちますか？　書いてみましょう。
_____
_____

## アクティビティ 18

# 緊張と不安をやわらげましょう

### あなたに知ってほしいこと
トラウマは頭と体に緊張感と不安感をもたらします。こうした緊張と不安をやわらげるために，好きなことをすることが大切です。五感を使って楽しむことには，緊張感と不安感をコントロールする効果があります。

### やってみましょう

次の活動はどれも，五感を使うものです。

あなたが普段から楽しんでやっていることがあれば，○で囲みましょう。どれも，緊張感や不安感をやわらげてくれるものばかりです。

これからやってみようと思うものには，□の中に✓印をつけましょう。

ほかに今あなたがしていることや，やってみたいと思うことがあれば，線の上に書き足しましょう。

**見るアクティビティ**
- □ 夕日を眺める
- □ 好きな本を読む
- □ コメディ映画を見る
- □ 好きな絵を見る
- □ テレビを見る
- □ 雑誌を読む

- □ _____
- □ _____

アクティビティ 18 緊張と不安をやわらげましょう

聞くアクティビティ
□ 音楽を聴く
□ 波の音を聞く
□ 子どもが遊ぶ声を聞く
□ _____
□ _____

触るアクティビティ
□ 犬や猫を触る
□ 温かいお風呂に入る
□ 日光浴をする
□ お気に入りのシャツを着る
□ ストレスボール*を握りしめる
□ 運動をする
□ _____
□ _____

味わうアクティビティ
□ ハーブティーを飲む
□ ミントガムを噛む
□ チョコレートを食べる
□ 好物を食べる
□ 歯を磨く
□ 熟した果物を食べる
□ _____
□ _____

匂うアクティビティ
□ 花の匂いをかぐ
□ よい香りのろうそくを灯す
□ 刈ったばかりの芝生の匂いをかぐ
□ _____
□ _____

注）＊ストレスボール：強く握りしめることでストレス解消の効果が期待される柔らかいボール

## もっとやってみましょう

　一度に2つ以上の感覚を使うアクティビティなら，なおさら効果的です。いくつもの感覚を使うアクティビティを考えて，書いてみましょう。（たとえば，激(はげ)しい音楽を聴きながらジョギングをして，走りながら周囲の景色(けしき)や匂(にお)いに目を向けてみる，など）

_____

_____

_____

_____

_____

## アクティビティ 19

# 体を健康に保ちましょう

### あなたに知ってほしいこと

トラウマを受けたあとは，頭と体を癒やすために，体を健康に保つことが大切です。睡眠を十分にとって，健康的な食事をし，よい空気を吸って，日光を浴びましょう。これらのことを，やりすぎずに，適度に行うのがよいのです。

### 例

　トラウマを受けて以来，レキシーはとてもふさぎこんでいます。寝てばかりいて，運動はしたくありません。ジャンクフード（スナック菓子）ばかり食べて，家の外に出ないようにしていました。

　でも最近，家族と友だちに助けられて，午後散歩に出かけたり，健康的な食べ物を食べるようになりました。毎日10時間以上はベッドにいないように努力しています。

　こうした努力によって，彼女は少しずつ健康になって，自分をコントロールできるようになりました。するとトラウマからの回復にも役立つようになりました。

＊

　ウィルはトラウマを負ってから，傷つきやすくなりました。自分がもっと強かったら被害を受けなくてすんだのではないかという，まちがった考えを持っています。

　彼はスポーツジムで毎日何時間もトレーニングをし始めました。運動するために，宿題やほかのしなくてはならないことも無視しています。夜も，寝たふりをして，すぐに起きて部屋でトレーニングをします。筋肉がつくような食べ物を食べるようになって，以前好きだったものは食べなくなりました。こんなふうに運動をしすぎたので，彼は怪我をしてしまい，そのせいでいっそう傷つきやすくなりました。

　怪我が治ってまたトレーニングを始めましたが，今度は適度にすることにしました。すると，力がわいてきて，もっと自分をコントロールできるようになりました。トラウマからの回復にも役立っています。

## やってみましょう

　今の自分の習慣を見直してみましょう。そして，当てはまると思う□の中に✓印をつけましょう。体をより健全にするために，変えるべきところがあれば，書いてみましょう。

**睡眠を十分にとる：10 代は毎晩 8 ～ 10 時間の睡眠が必要です。**

- □　自分は寝すぎだと思う
- □　自分の睡眠時間は適度だと思う
- □　自分の睡眠時間は短すぎると思う

　どうすれば，自分の睡眠の習慣を変えられるでしょうか？

_____

_____

**健康的な食べ物を食べる：10 代はいろいろな食べ物を取り混ぜて，日に 3 回の食事を摂るべきです。主に健康的なものを食べるのがよいのですが，好きなものを食べるのも大切です。**

- □　もっと健康的な食べ物を食べるべきだと思う
- □　健康的な食べ物を適度に食べていると思う
- □　もっと好きな物を食べるべきだと思う
- □　好きな食べ物を適度に食べていると思う

　どうすれば，自分の食習慣を変えられるでしょうか？

_____

_____

アクティビティ 19　体を健康に保ちましょう

**外のよい空気を吸ったり，太陽にあたる：**毎日少しでも外に出て，毎週適度に日光を浴びるとよいでしょう。

☐　もっと外の空気を吸ったり，太陽にあたったりすべきだと思う
☐　適度に外の空気を吸ったり，太陽にあたったりしていると思う

　どうすれば，自分の習慣を変えられるでしょうか？
_____
_____

**適度にする：**どんな習慣でも適度に行うのが大切なのです。

　今の習慣をどのように適度に行えばよいでしょう？（たとえば，太陽にあたるのは１日１時間，など）
_____
_____

## もっとやってみましょう

　このような健康的なことに，ほかにどんな方法を組み合わせればよいですか？　深呼吸や筋肉のリラックス法はどうですか？　次に書いてみましょう。(たとえば，学校へ歩いて行くとき，早足で歩きながら深呼吸をすれば，運動や深呼吸の練習にもなるし，よい空気も吸えて，トラウマの回復に役立つ，など)

_____

_____

_____

_____

_____

_____

_____

_____

### アクティビティ20

# 脳の役立つ部分を活性化しましょう

## あなたに知ってほしいこと

トラウマに反応(はんのう)したり，トラウマを記憶(きおく)したりするのは，脳の扁桃体(へんとうたい)という部分です。脳の前頭葉(ぜんとうよう)は，考えたり計画を立てたりするところです。この２つの部分は同時に活動できないということが，科学者の研究でわかっています。前頭葉(ぜんとうよう)を意識的に活性化することを覚(おぼ)えれば，トラウマへの反応(はんのう)や記憶(きおく)をコントロールし始めることができます。

### 例

性的虐待(せいてきぎゃくたい)を受けて以来，ネイサンはそのことを考えると怒りと恐怖(きょうふ)に打ちのめされそうになります。考えたくないのに，虐待(ぎゃくたい)のことをしょっちゅう思い出してしまうのです。

でも，数学の問題を解いているときは，気持ちが落ち着いていることに彼は気がつきました。むずかしい問題を書き留(と)めているときだけでなく，たとえば前を走っている車のナンバープレートの数字を足したりするだけでも，前頭葉(ぜんとうよう)が活発になって，トラウマのことを考えなくなるのです。

＊

トーリーは学校でいじめられて暴力を振るわれました。受けた仕打(しう)ちを思い出すと，勉強に集中できなくなります。でも，なにかリストを作っていると，トラウマのことを考えなくなって勉強に集中できることに気づきました。

そこで，色や動物や，あで始まる言葉のリストを作ったり，ときにはリストにするもののリストまで作ったりするようになりました。こうすると気持ちが落ち着いて学校の勉強に集中できるのです。

## やってみましょう

　ネイサンやトーリーのように，自分で気持ちを落ち着かせたり集中したりできる方法を5つ以上考えてみましょう。

1. _____
2. _____
3. _____
4. _____
5. _____

_____

_____

　トラウマを思い出したり，記憶(きおく)に反応(はんのう)し始めたと自分で気がついたら，上に挙(あ)げた方法の中のひとつを試(ため)してみて，次の質問に答えましょう。

どの方法を試(ため)しましたか？

_____

その方法は役に立ちましたか？　　はい　　少しだけ　　いいえ

もし役に立ったのなら，ほかにどんな状況(じょうきょう)のときに使おうと思いますか？

_____

_____

_____

## アクティビティ20 脳の役立つ部分を活性化しましょう

　もし少しだけしか役立たないと思ったり，まったく役立たないと思ったら，今度トラウマのことを考え始めたとき，ほかのどの方法を試してみたいと思いますか？

_____

_____

_____

　実際はどの方法を使いましたか？

_____

　その方法は役に立ちましたか？　　はい　　少しだけ　　いいえ

　もし役に立ったのなら，ほかにどんな状況のときに使おうと思いますか？

_____

_____

_____

　もし少しだけしか役立たないと思ったり，まったく役立たないと思ったら，今度トラウマのことを考え始めたとき，ほかのどの方法を試してみたいと思いますか？

_____

_____

_____

　実際はどの方法を使いましたか？

_____

その方法は役に立ちましたか？　　はい　　少しだけ　　いいえ

もし役に立ったのなら，ほかにどんな状況(じょうきょう)のときに使おうと思いますか？
_____
_____
_____

もし少しだけしか役立たないと思ったり，まったく役立たないと思ったら，今度トラウマのことを考え始めたとき，ほかのどの方法を試(ため)してみたいと思いますか？
_____
_____
_____

実際はどの方法を使いましたか？
_____

その方法は役に立ちましたか？　　はい　　少しだけ　　いいえ

もし役に立ったのなら，ほかにどんな状況(じょうきょう)のときに使おうと思いますか？
_____
_____
_____

アクティビティ 20　脳の役立つ部分を活性化しましょう

## もっとやってみましょう

　ちょっと立ち止まって，周囲を詳（くわ）しく観察してみましょう。これも気持ちを静める方法のひとつです。見えるもの，聞こえるもの，触（さわ）れるもの，匂（にお）いがするもの，味わえるものにも気を配りましょう。さまざまな色や，温度など，できるだけ詳（くわ）しく観察してみましょう。

　周囲を観察したあとには，どんな気分になりましたか？　観察する前とあとでは，どんな違いがありますか？　あなたの気持ちは静まりましたか？

_____
_____
_____
_____
_____
_____
_____

## アクティビティ21

# 安全な場所を決めましょう

### あなたに知ってほしいこと

トラウマ（心的外傷：心に受けた深い傷）体験をすると，以前は安全だと思っていた場所でも，安全に思えなくなってしまうことがよくあります。安全で心が落ち着くと思える場所があることは重要なことです。たとえそれが想像上の場所であってもよいのです。

自分にとっての安全で安らぐ場所をはっきり思い描くことができれば，実際にそこに行かなくても，気持ちが落ち着いて安心できます。

### 例

トラウマ体験をしてから，アンバーは安心して外出できなくなりました。彼女は，以前家族とよく行った静かな海辺のことをよく覚えています。そこはとても安全で気持ちが落ち着く場所でした。彼女は海辺にいるところを想像する練習をしています。

足に触れる砂，肩に降り注ぐ太陽。波の音，風，鳥，海の匂いも思い出します。海辺で見たもの全て，特に水が太陽に照らされて，きらきら光っていたのを思い浮かべます。

こうして海辺のことを考えると，安心して気持ちが安らぐようになったので，用事があるときは外出できるようになりました。

＊

トニーは生まれてこのかた，安全だと思ったことがありません。これまで，さまざまな状況で多くのトラウマを体験してきたので，安全だと思う場所の記憶がまったくないのです。そこで，安全な部屋を頭の中に作って，そこに自分がいるところを想像してみました。

想像上の家には，現実的ではない部分もあります。ドアや窓が全然ないのです。でも，彼が安全だと思えれば，それでよいのです。彼は，その部屋の様子，匂い，音，感触をしっかり認識して，できるだけはっきりと現実的に視覚化します。安心したり気持ちを落ち着かせたりしなくてはならないとき，彼はこの安全な部屋のことを考

えて，一日を乗り越えます。

　しかし，この部屋のことを考えてよいのは，学校のようにかなり安全な場所にいるときだけです。実際に危険な状況のときには考えてはいけません。

## やってみましょう

　あなたの安全な場所を考えてみましょう。そんな場所がまだなければ，どんなところがよいか考えましょう。できるだけはっきり想像しながら，次の質問に答えてみましょう。

あなたの安全な場所はどこにありますか？

_____
_____
_____

それは，どんな外見をしていますか？

_____
_____
_____
_____

そこでは，どんな匂いがしますか？

_____
_____
_____
_____

そこでは，どんな音がしますか？

_____

_____

_____

_____

そこは，どんな感触(かんしょく)ですか？

_____

_____

_____

_____

　危険だと思ったり，居心地(いごこち)が悪いと感じたときや，トラウマのことを考えたり思い出したりしたときに，安全な場所のことを考える練習をしてみましょう。でも，実際に危険がないときだけにしてください。

　安全な場所を想像すると，あなたはどんなふうに気持ちが落ち着いたり，安心したり，リラックスしたりしますか。

アクティビティ 21　安全な場所を決めましょう

## もっとやってみましょう

いつ，安全な場所について考える練習をしていますか？　書いてみましょう。

_____
_____
_____
_____
_____

　たとえば家の外と家の中，というように，2つ以上の安全な場所が必要な人もいます。あなたも，ちがう状況(じょうきょう)で使えるように，もうひとつ安全な場所を考えて，書いてみましょう。

_____
_____
_____
_____
_____
_____

## アクティビティ22

# 正しい決断をしましょう

### あなたに知ってほしいこと

正しい決断をするためのステップを決めておきましょう。特にトラウマ体験のあとは，はっきり考えたり集中できないときのために，正しい決断をする順序を決めておくことが重要です。

正しい決断をするステップ

**ステップ1** なにが問題なのかを，明確にしましょう。あなたが決めようとしていることは，なんですか？

**ステップ2** 可能な手立てを全部リストにしましょう。絶対にやらないと思うような極端(きょくたん)な手立てはリストに入れないようにします。やってみてもよいと思う手立てだけを全(すべ)て書き出しましょう。

**ステップ3** それぞれの手立ての長所と短所を書きましょう。どんな手立てにも，たいてい長所と短所があるものです。

**ステップ4** 最(もっと)もよいと思う手立てを選びましょう。長所が一番多いとか，短所が一番少ないとかで決めるのではなく，それぞれの長所と短所をきちんと見て選びましょう。

**ステップ5** 選んだ手立ての長所と短所が全部書けたかどうかを確認しましょう。それは，短期間にも長期間にも使える最(もっと)もふさわしい手立てですか？ これがベストな選択ですか？ もしベストでなければ，ステップ4にもどって，選び直しましょう。

**ステップ6** 選んだ手立てを実行してみましょう。

**ステップ7** おさらいしましょう。その手立てを選んだときに，なにか見過ごしたことはありませんか？ この次，なにかを決めなくてはならないとき，どんなことを考えればよいですか？

アクティビティ 22　正しい決断をしましょう

## やってみましょう

　今度，なにかむずかしい決断をしなくてはならないとき，このステップを使ってみましょう。順番に例を見て，書いてみましょう。

**ステップ1**：決めなくてはいけないことを明確にする
例：ロビーの家のパーティーに行こうかな？　でも，未成年者は飲んではいけないのに，パーティーではきっとお酒を飲む人たちが出てくるわ。すると，去年の夏のパーティーでお酒を飲んで，性暴力を受けたことを思い出してしまうかもしれないわ。

_____
_____
_____
_____

**ステップ2**：全ての手立てをリストにする
例：パーティーに行って酒を飲む。パーティーに行くけど，酒は飲まない。パーティーに行かないでほかのことをする。家にいてなにもしない。

_____
_____
_____
_____
_____
_____
_____

**ステップ3**：それぞれの手立ての長所と短所をリストにする

下の表の例を参考にして，あなたがステップ2で作ったリストの手立ての長所と短所を同じように書いてみましょう。

| 手立て | 長所 | 短所 |
|---|---|---|
| 例：パーティーに行って酒を飲む。 | 例：友だちに会える。みんなに受け入れられる。酒を飲むと落ち着くし，びくびくしないですむ。 | 例：去年受けた性暴力を思い出させる人たちや状況に会うと，とても神経質になる。酒を飲むと，自分をコントロールできなくなるかもしれない。酒を飲むと，また危険な目にあうかもしれない。 |
| 例：パーティーに行くけど，酒は飲まない。 | 例：友だちに会える。みんなに受け入れられる。危険なことにならないように，自分をコントロールできる。 | 例：去年受けた性暴力を思い出させる人たちや状況に会うと，とても神経質になる。気持ちを落ち着かせるために酒を飲みたくなるかもしれない。 |
|  |  |  |
|  |  |  |
|  |  |  |

アクティビティ 22　正しい決断をしましょう

**ステップ4**：ベストな手立てを選ぶ

例：パーティーには行くけど，酒は飲まない。

_____

_____

**ステップ5**：ベストな手立てかどうか確認する

例：長所と短所をもう一度よく調べたら，この手立てが短期的にも長期的にも最もよい手立てだとわかったわ。でもパーティーに行くと，きっとまだ神経質になってしまうと思うから，よく知っている信頼できる人といっしょに行くことにするわ。去年の性暴力のことを知っている友だちを誘って行けば，安心よね。

_____

_____

_____

**ステップ6**：選んだ手立てを実行してみる

**ステップ7**：おさらいする

例：パーティーのあとで気づいたこと。お酒を断る理由を前もって考えておけばよかった。それから，合図を決めておいて，私がつらくなったり帰りたくなったりしたときに，友だちに合図をすれば，そこから連れ出してもらえるように計画しておけば，もっとよかったと思うわ。

_____

_____

_____

### もっとやってみましょう

あなたがなかなか決断できないのは，どんなときですか？　そんなとき，このアクティビティで覚えたステップはどう役に立ちますか？

_____
_____
_____
_____

このステップを何度か使ってみて，その度に忘れているものはありませんか？　それを書いてみましょう。そのパターンからどんなことがわかりますか？

_____
_____
_____
_____
_____
_____

## アクティビティ23

# トラウマを入れる容器を作りましょう

### あなたに知ってほしいこと

なんの前ぶれもなく，トラウマについての考えや記憶が，突然，頭の中に起こることがあるでしょう。それがトラウマのことを考えるのにふさわしくない場合もよくあります。このように侵害してくる思いや沸き起こってくる記憶を一時的にしまい込めるようになることが大切です。もっとふさわしいときが来るまで，わずらわしい考えや記憶を一時的にしまっておく方法を覚えましょう。

### 例

アリサは，以前数年間にわたって叔父さんから性的虐待を受けていました。もうずいぶん昔のことなのに，今でも学校にいるときや友だちやボーイフレンドといるときに，性的虐待を受けたことを思い出してしまうことがあります。

そこで，彼女はトラウマについての思いや記憶を入れる容器を作ることにしました。数日前の夕ご飯で食べたスパゲティソースの空瓶を使います。瓶を選んだのは，ふたがきっちりしまるからです。瓶に入れたら出せなくなることが，彼女にとって重要なのです。

学校にいるときにも使うかもしれないので，リュックに入る大きさの瓶にしました。それに透明の瓶だから中になにが入っているかもよく見えて安心です。（彼女はもう想定外の経験をしたくないのです。）

彼女はつらいトラウマについての考えや記憶を紙に書いて，瓶に入れ始めました。こうすれば，トラウマにじゃまされずに，一日を過ごすことができます。

彼女はこの方法がうまくできるようになって，実際に紙に書いて入れなくても，ただ考えただけで，わずらわしい記憶や思いを瓶にしまうことができるようになりました。このように，実際にするのではなくて，しているところを想像するのを，視覚化（ビジュアライゼーション）と言います。視覚化するだけでは十分でない場合もあり

ます。そんなとき彼女は実際に紙に書いて瓶に入れます。練習を重ねていくにつれて，視覚化がじょうずにできるようになり，いやな考えや記憶が起きるとすぐに瓶に入れられるようになりました。

　彼女は夜寝る前にも，瓶に考えを入れるところを想像します。その日のできごとで気になっていることや，翌日についての心配ごとなどを瓶にしまうと，ぐっすり眠ることができます。

## やってみましょう

容器を選んで，わずらわしい思いや記憶を紙に書いて，中に入れてみましょう。

　あなたはどんな容器を選びましたか？　なぜその容器を選びましたか？　書いてみましょう。そして，ほかにもっとよい入れ物があるかどうか，考えてみましょう。

_____

_____

_____

　あなたの考えや記憶を紙に書いて，その紙を容器に入れる練習ができたら，今度は，紙を容器の中に入れるところを視覚化（想像）してみましょう。

　実際の紙から想像の紙に変えたら，どんなことに気がつきましたか？　書いてみましょう。

_____

_____

_____

アクティビティ 23　トラウマを入れる容器を作りましょう

## もっとやってみましょう

　アリサは容器に閉じ込める方法を，夜寝る前にもやっています。あなたは，ほかにどんな状況やできごとのときに，この方法を使いたいと思いますか？　書いてみましょう。

_____
_____
_____
_____
_____
_____
_____
_____
_____
_____

## アクティビティ 24

# 感情に押しつぶされそうになったら

### あなたに知ってほしいこと

トラウマを体験したあとに，押しつぶされそうな感情が起こることがあります。感情というのは，人間にとって自然でふつうのことです。私たちが世界を体験するための方法でもあるのです。感情を避けようとすると，その感情がかえって悪くなることがよくあります。

### 例

ネイトは友だちのお父さんから性暴力を受けました。それが発覚して以来，彼は，友だちと会わせてもらえなくなりました。

彼は友だちを失(うしな)って悲しい気持ちになることがあります。悲しさを無視しようとすると，もっと悲しくなります。新しい友だちといっしょにいるときは悲しい気持ちになりたくありませんが，そんなときにも，悲しみが襲(おそ)ってくることがあるのです。

アクティビティ 24　感情に押しつぶされそうになったら

## やってみましょう

　次の感情のリストに，あなたが持ったことのある気持ちを付け足しましょう。その中から最もよく起こる気持ちを5つ選んで○で囲みましょう。

| | | | |
|---|---|---|---|
| うれしい | 悲しい | 腹が立つ | 怖い |
| 誇りに思う | ふさぎこむ | 怒り | びくびくする |
| 興奮する | 不機嫌 | いらいら | 恐怖 |
| 楽しい | さみしい | 嫉妬 | 疎外感 |
| | | | |
| | | | |
| | | | |
| | | | |

　あなたが○をつけた感情を下のリストの左の欄に書いて，その右に，そういう気持ちになったことがどうしてわかるのか，その理由を書いてみましょう。そんな気持ちになったとき，体がどう感じるかも書きましょう。

| 気持ち | そういう気持ちになったことがわかる理由 |
|---|---|
| | |
| | |
| | |
| | |
| | |

## もっとやってみましょう

　感情はときに，抵抗(ていこう)できないくらい強くなることがあります。（もう決して泣きやめられないと思ったり，恐怖(きょうふ)がいつまでも続くと思ったり）特に過去にそういう気持ちになったときのことを考えたり，これからも同じような気持ちになるのではないかと思ったりすると，感情に押し流されそうになります。こうした感情を全(すべ)て避(さ)けようとすると，ほとんどの場合，それはもっと強い感情になってかえってくるのです。

　過去や将来のことに結びつけないで，現在の自分の気持ちを感じ取ってそれを意識しましょう。そのためには，今，体がなにを感じているかに注目して，その気持ちがどう変わっていくかに気づくのがもっともよい方法です。

　今度，強い感情が起こったら，じっと座って，その感情がなんなのか，体がどう感じているかを考えてみましょう。気がそれてしまったら，また体の感じ方に気持ちを集中してみましょう。自分の気持ちがどう変わるか，見てみましょう。

　じっとして感情に集中したら，どんなことが起きましたか？　書いてみましょう。

_____
_____
_____
_____
_____

　多くの人は，激しい感情は追い出さなければ，どんどん強くなると思い込んでいます。でも，そんな感情を追い出そうとせずに，ただその感情をじっと感じていたら，どんなことが起こりましたか？　書いてみましょう。

_____
_____
_____

# アクティビティ 25

# 役に立たない考え方に気づきましょう

### あなたに知ってほしいこと

私たちの頭の中では，いろいろな考えが絶え間なく自然に行きかっています。自然に沸いた考えについて，私たちはあれこれと推測＊1したり解釈＊2したりするのです。こうした推測や解釈は，私たちの気持ちと行動に影響を与えます。

しかし，推測したり解釈したりしたことが全て本当とは限りません。自分の考え方のまちがいに気がつけば，気分がよくなって自分の望むような行動がとれるようになるでしょう。　＊意味がわからないときはP.105を見てください。

### 例

ジョナサンはサムにメールを送りましたが，返事がありません。翌日学校で会っても，サムはメールについてなにも言いません。

彼は，サムはもう自分のことが嫌いなんだ。友だちと思っていないんだ。だからメールの返事をくれなかったのだと，推測しました。こうして，彼はサムと遊ばなくなってしまいました。でもサムを見るたびにつらい気持ちになります。

＊

オースティンはディランにメールを送りましたが，返事がありません。翌日，学校で会っても，ディランはメールについてなにも言いません。

彼は，多分ディランは昨日の夜，携帯を使うことを親に禁じられたので，まだメールを見ていないのだろうと思いました。ディランに尋ねてみると，そのとおりだったことがわかりました。そこで，ふたりはメールの内容について，直接話をしました。

＊

コートニーは教習場の授業をまじめに受けて，交通規則を守る安全なドライバーになりました。それなのに事故にあってしまい，友だちがひどい怪我をしてしまいました。

彼女は，どうせ悪いことが起きるのだから，努力なんかしても意味がないと考えるようになりました。そう考えるようになってから，勉強もアルバイトもうまくいかな

くなりました。成績が下がって，アルバイトもくびになると，ますます彼女は，どうせ人生は悪いことばかりだと考えるようになりました。自分では，なにもコントロールできっこないと思うようになりました。

## やってみましょう

推測が，気持ちや行動に影響を与えたあとで，その推測はまちがっていたとわかったことは，ありませんか？　そのときの状況を考えてみましょう。あなたはその経験からどんなことを学びましたか？　次に書いてみましょう。

_____
_____
_____
_____
_____
_____

いろいろなタイプのまちがった考え方があります。こんなものがよくあります。

**極端な考え方**：100点がとれなければ失格だというような，極端な考え方をすること。
あなたは極端な考え方をしたことがありますか？　書いてみましょう。

_____
_____
_____

**破滅的な考え方**：ひとつの悪いことが，次々にもっと悪いことを引き起こして，全てが最悪の事態になってしまうという考え方。たとえば，数学の宿題を出し忘れたから，欠点を取って，卒業できなくなって，大学に行けなくなる，というような考え方。

あなたは破滅的な考え方をしたことがありますか？　書いてみましょう。

_____

_____

_____

_____

**ネガティブな結論（悪い方に取ること）に飛びつく考え方**：ジョナサンのように，悪い方に取り，ネガティブな選択しか考えられないこと。オースティンの考え方はその反対。同じできごとなのに，2人の考え方や感じ方がちがっている例です。

あなたはネガティブな結論に飛びついたことがありますか？　書いてみましょう。

_____

_____

_____

_____

注）
* ＊1　推測：あることを，きっとこういうことじゃないかなと思うこと。
* ＊2　解釈：あのことの意味するものはこうこうこういうことなんだと考えること。

## もっとやってみましょう

　自分の推測や解釈のまちがいに気づくことはよいことですが，状況をより正しく解釈することも役に立ちます。そのための最もよい方法は，自分の考えが正しいと証明できるものを探すことです。

　ジョナサンは，サムが腹を立てているかどうか，証拠を探してみればよかったのです。そうすれば，サムが怒ったときは，いつだってジョナサンに直接そう言っていたということを，思い出せたかもしれません。すると，今回メールの返事をくれなかったのには，きっとなにか別の理由があったにちがいないと，ジョナサンは気がついたはずです。

　コートニーは努力しても意味がないと思っています。その証拠はなんですか？　書いてみましょう。

_____
_____
_____
_____
_____

　コートニーが，努力する意味があるかもしれないと思えるようになるためには，どんな証拠があればよいですか？　書いてみましょう。

_____
_____
_____
_____
_____

アクティビティ 25　役に立たない考え方に気づきましょう

　ネガティブなだめな感情につながる全(すべ)ての考えが，まちがった考え方や推測(すいそく)や解釈(かいしゃく)のせいだというのではありません。トラウマを受けたあとは特に，自分の考え方にまちがいがないかどうか，証拠(しょうこ)を探してみることが大切です。

　たとえば，コートニーが自分にはコントロールできないことがあると思ったのは，まちがいではありません。しかし，もうなにもコントロールできないし，努力してもどうにもならないと考えるのは，まちがいなのです。

　コートニーの考え方のまちがいは，どんな努力をしても意味がないという極端(きょくたん)な考え方です。そんなとき，自分の考え方がまちがっているかもしれないということは，自分以外の人にしかわからないことがあります。

　あなたが強い感情を持ったときのことを思い出してみましょう。どんな考えや推測(すいそく)や，思い込みや解釈(かいしゃく)をしましたか？　書いてみましょう。

_____
_____
_____
_____
_____
_____
_____

　そのとき，自分の考えや推測(すいそく)や，思い込みや解釈(かいしゃく)が正しいかどうか，だれに話せばよかったと思いますか？

_____
_____
_____

## アクティビティ 26

# 考えと感情と行動の関係

### あなたに知ってほしいこと

考え，感情，行動の3つは，下の図のように全部つながっていて，お互いがお互いを変えることができるのです。

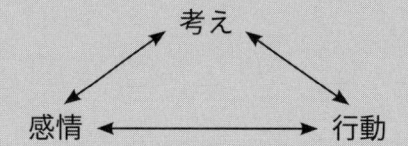

```
        考え
       ↗   ↖
      ↙     ↘
   感情 ←——→ 行動
```

このワークブックの読者のような多くの人は自分の感情を変えたいと思っています。感情だけを直接変えるのはむずかしいのですが，考え方や行動を変えれば，感情も変わっていきます。

### 例

　アレックスは学校でいじめられて，ぼこぼこに殴られてから，学校へ行くのが怖くてたまりません。でも，怖いと思う気持ちを変えるために，考え方を変えることにしました。

　アレックスをいじめた子たちはすでに停学になっているし，クラスのみんながアレックスがもういじめられないように，休み時間もいっしょにいてくれます。そう考えたら，彼は気持ちが楽になり，あまり怖くなくなりました。

＊

　ベッカは交通事故で半身不随になってしまって，悲しくて憂うつです。でもそんなときは，友だちとメールをして，気分を変えるようにしています。

アクティビティ 26　考えと感情と行動の関係

## やってみましょう

特定の状況(じょうきょう)で起こる強い感情で，あなたが変えたいと思うものはありますか？
　大体いつも同じ強い感情が起きる状況(じょうきょう)について考えて，書いてみましょう。過去のトラウマに関係あるものでも，ないものでもよいのです。（たとえば，私が近づくと友だちがおしゃべりをやめることなど）

_____

_____

　そのとき，自然に頭に浮かぶ考えを書いてみましょう。そして，その考えについての推測(すいそく)や解釈(かいしゃく)も書きましょう。（たとえば，きっと私の噂(うわさ)をしていたんだ。私のことが嫌(きら)いなんだ。きっと私が悪いんだ，ということなど）

_____

_____

_____

_____

　そのできごとについて，別の解釈(かいしゃく)を書いてみましょう。（たとえば，きっと私が近づいたときに，たまたま話し終わったんだわ，など）

_____

_____

_____

_____

109

そう考えると，あなたの気持ちはどう変わるか，書いてみましょう。

_____

_____

_____

_____

_____

今度は考え方を変えるのではなくて，気持ちを変えるためにどう行動を変えればよいか，考えてみましょう。(たとえば，ほかの子のところへ行っておしゃべりをする，など)

_____

_____

_____

_____

_____

アクティビティ 26　考えと感情と行動の関係

## もっとやってみましょう

　自分の気持ちを変えるために考え方や行動を変えることは，かんたんに思えるかもしれませんが，むずかしい場合もあります。そんなときは，前もって計画を立てておけばよいのです。

　自分の考えや推測や解釈が正しいと確信しているときは，どうすれば気持ちを変えられますか？　書いてみましょう。(たとえば，私を支えてくれる信頼できる人に，私の考えや推測や解釈を話して，どう思うか聞いてみる，など)

_____

_____

_____

_____

　たとえば授業中のように，考えや行動を変えるのがむずかしい場合もあるかもしれません。そんなときは，なにをしたり，なにを考えたりすれば，気持ちを変えられますか？書いてみましょう。

_____

_____

_____

_____

## アクティビティ 27

# 考えたことを記録しましょう

### あなたに知ってほしいこと

それが，ネガティブなだめな気持ちにつながるまちがった考え方なのかどうか，なかなかわからないことがあります。

考えたことを次のような方法で記録してみると，どれがネガティブなだめな気持ちにつながるまちがった考えなのかがわかって，それを変えることができるようになります。ネガティブな気持ちがとても強くて，それがどこから来ているのかわからない場合には，この方法が特に役立つでしょう。

### 例

ケイシーの乗っていた車が酔っ払い運転の車に追突されました。自分ではずいぶん回復したと思っていますが，だれかに「元気？」と聞かれると，とてもネガティブなだめな反応をしてしまいます。そこで，彼女は自分の反応を理解するために，次のような手順で自分の考えを記録してみました。

### 自分の考えを記録する手順

1 あなたがとてもネガティブな気持ちになるのは，どんな状況のときだったか考えてみましょう。だれがいましたか？ あなたはどこにいましたか？ なにが起きましたか？

2 その状況についての今の自分の気持ちを書いてみましょう。いくつかの気持ちが同時に起こったり，相反する気持ちがあったりしてもよいのです。

3 2で書いた気持ちの強さを，1から10の間で点をつけてみましょう。1は弱い気持ち，10はこれ以上激しく感じられないほどの激しい気持ちです。

アクティビティ 27　考えたことを記録しましょう

4　今どんなことを考えているかをリストにしてみましょう。その考えが理にかなっているかどうかは，まだ考えないでよいのです。まずは，その状況について頭に浮かぶ自分の考えをどんどん書いてみましょう。

5　自分の気持ちの変化に最も関係していると思う考えを，リストの中からひとつ選んで□で囲むか下線をつけましょう。

6　その考えが正確かどうか調べましょう。たいていの場合は，正確ではありません。それが本当かどうか，証拠を探してみましょう。
　もしそれが実際に正確な考えだと思ったら，もう一度リストを見直してみましょう。そして，今の自分のネガティブな気持ちにつながっていると思う別の考えをひとつ選んで，それが正確かどうかまた検証してみましょう。

7　6で選んだ考えが正確でないことがわかったら，それをより正確な考えに書き直しましょう。

8　書き直した正確な考えについてちょっと時間をかけて考えて，それを信じましょう。

9　3でやったように，今の気持ちに点数をつけてみましょう。気持ちの強さは変わりましたか？

10　この練習でわかったことを，まとめて書いてみましょう。

## やってみましょう

　下の表は，ケイシーが「自分の考えの記録」を完成させたものです。次のページには，なにも書き込んでいない表があります。コピーして自分の考えを記録してみましょう。今度気持ちが大きく変化したのに気づいたら，この表を使って，考えを記録してみましょう。

### 自分の考えの記録

| 状況：カイルに「元気？」と聞かれて，腹を立ててしまった ||||
|---|---|---|---|
| 今の気持ち | 怒り | いらいら | びくびく |
| 気持ちの強さ | 5 | 7 | 4 |

考え：元気なはずないでしょ！
　　　なにが起きたか，みんな知ってるはずよ
　　　あのできごと以来，私はつらそうに見えるにちがいないわ
　　　ほっといてほしい

より正確な考え：カイルに「元気？」と聞かれたからといって，わたしがつらそうに見えるということではないかも。カイルは親切に声をかけてくれただけかもしれない。みんなも，私が元気でハッピーそうに見えると言ってくれるから，あのできごとは外見には現れていないのかもしれない。みんなもお互いに「元気？」って聞き合っているけど，それって別に深い意味はないしね。

| 今の気持ち | 怒り | いらいら | びくびく |
|---|---|---|---|
| 気持ちの強さ | 1 | 1 | 2 |

わかったこと：私がいつもあのできごとのことを考えていても，それが外見に現れるわけではないわ。それに，私に話しかけてくる人が，いつもそのことを考えているとは限らないわ。

アクティビティ 27　考えたことを記録しましょう

## 自分の考えの記録

| 状　況（じょうきょう）：  |  |  |  |
|---|---|---|---|
| 今の気持ち |  |  |  |
| 気持ちの強さ |  |  |  |
| 考え： |  |  |  |
| より正確な考え： |  |  |  |
| 今の気持ち |  |  |  |
| 気持ちの強さ |  |  |  |
| わかったこと： |  |  |  |

## もっとやってみましょう

　正確な理にかなった考えは，ひとりでは，なかなか出てこないかもしれません。そんなときは，あなたを支えてくれる信頼（しんらい）できる友だちや家族に助けてもらうとよいでしょう。
　もっと正確で理にかなった考えについて，直接たずねてみましょう。相手の答えを想像してみるだけでもよいのです。

　もっと正確で理にかなった考えについては，だれに相談すればよいと思いますか？　書いてみましょう。相談しているところを想像するだけでもよいのです。

_____

_____

_____

_____

_____

## アクティビティ28

# なにかを達成して楽しみましょう

### あなたに知ってほしいこと

　行動を変えれば，考え方や気持ちが変わります。気分や考えをよくするための最(もっと)もよい方法は，楽しいことをしたり，なにかを達成したりすることです。

　別の感情を高めたり，体に強い感覚を与えたりするような活動も，役に立ちます。

### 例

　悲しいときや怖(こわ)いときでも，友だちと外出するのはダニーにとってよいことです。行きたくないと思っても，普段(ふだん)のように友だちと楽しむのがよいのです。

＊

　気がめいっているとき，ケビンは部屋を片付けたり，宿題をすませたりすると気分がよくなります。

＊

　トーマスは映画が好きです。悲しいときや怒(おこ)っているときは，そんな気持ちとは別の感情を高める映画を選んで見ます。楽しい映画でなくてもよいのです。怖(こわ)い映画も，気分を変えるのに役立ってくれます。

＊

　ジャスミンは気分をよくするために，リストカットをして体に強い刺激(しげき)を与(あた)えようとしていました。でも，遊園地でローラーコースターに乗ったり，氷水の入ったバケツに肘(ひじ)をつけたりすると，体を傷つけないでも，気分がよくなることに気がつきました。

## やってみましょう

あなたの好きな活動を，次に書いてみましょう。

_____
_____
_____
_____
_____
_____
_____
_____

あなたにとって達成感のある活動を，次に書いてみましょう。

_____
_____
_____
_____
_____
_____
_____
_____

## もっとやってみましょう

　トーマスやジャスミンの例のように，別の感情を高める行動や，体に強い刺激を与える行動は，気持ちを変えるのに役立ち，気分が少しよくなります。

　感情を3つ選んで，その感情を高めるような行動をそれぞれに選んでリストにしましょう。今の気持ちとちがう感情を高めたいときにすることを，このリストから選びましょう。

_____
_____
_____
_____
_____
_____
_____

　体を傷つけないで，体に強い感覚を与える行動をリストにしてみましょう。

_____
_____
_____
_____
_____
_____
_____

## アクティビティ 29

# 避けるのをやめましょう

### あなたに知ってほしいこと

トラウマ体験を思い出させるようなことは，どんなことでも避けたいと思うのは，ふつうのことです。トラウマと関係のある人や場所，さらには，気遣ってくれる人までを避けるようになることがあります。

しかし，トラウマから完全に回復するためには，回避をやめることが重要なのです。避けていた人や場所や状況に少しずつ触れるようにすれば，トラウマからの完全な回復に役立ちます。

### 例

モーガンは公園で痴漢にあいました。でもいつまでも公園を避け続けるのはいやなので，仲のよい友だちに手伝ってもらうことにしました。

まずはじめに，気持ちが落ち着いてリラックスできるように深呼吸をしながら，友だちと2人で車で公園を通り過ぎてみました。それから，公園の外で車を止めて，車内にしばらく座っていました。

それから，気持ちが静まってから，外に出て車の横に立ってみました。その間も，気持ちを落ち着かせたりリラックスしたりする方法を使い続けました。そのあと，急いで公園を歩いてから車にもどりました。

しだいに，公園を歩く速度をもっとゆっくりにして，公園にいる時間も少しずつ長くしていきました。もし彼女が怖くなったりとてもつらい気持ちになったりしたら，すぐに友だちといっしょに公園を出ます。そして，前のステップにもどって，そこからまた練習をしながら，次のステップへ進んでいくことにしました。

こうして彼女は，友だちに助けられて，少しずつ公園で落ち着いて時間を過ごせるようになりました。

## やってみましょう

あなたがトラウマのせいで避けていることはなんですか？　書いてみましょう。それは，人や場所や状況や，考えや記憶かもしれませんね。

次に，前ページのモーガンのように，避けるのをやめるステップをリストにしてみましょう。避けるのをやめるステップは，ゆっくり時間をかけてやり始めましょう。怖くなったりつらくなったりしたら，前のステップにもどって，何度か練習してから，また次へ進めばよいのです。

1．避けていることはなんですか？
_____
_____

少しずつ避けるのをやめるステップを書いてみましょう。
_____
_____
_____
_____
_____
_____
_____
_____
_____

2．避けていることはなんですか？

_____

_____

少しずつ避けるのをやめるステップを書いてみましょう。

_____
_____
_____
_____
_____
_____
_____
_____
_____
_____

アクティビティ 29　避けるのをやめましょう

3．避けていることはなんですか？

　少しずつ避けるのをやめるステップを書いてみましょう。

## もっとやってみましょう

　避けていたものに少しずつ近づくときは，落ち着いてリラックスしていることが大切です。気持ちを落ち着かせるために次の質問に答えてみましょう。避けているものによって，答えがちがうかもしれませんね。

　あなたの気持ちが落ち着いているとき，体はどんな感じですか？
_____
_____

　あなたが不安や心配になったり，怖くなったり，つらくなったとき，体はどんな感じですか？
_____
_____

　どんな方法を使えば，あなたは，気持ちを落ち着かせられますか？（たとえば，深呼吸をする，音楽を聴く，など）
_____
_____
_____
_____

　気持ちを落ち着かせるのを助けてくれるのは，だれですか？
_____
_____
_____
_____

## アクティビティ 30

# 心の準備ができたら
# トラウマについて話してみましょう

### あなたに知ってほしいこと

トラウマについて意識的に話したり，考えたり，書いたりすると，トラウマに対するつらい気持ちがずっと軽減します。それはトラウマについての考えや，こみ上げてくる感情に慣れて，どう対処（たいしょ）したらよいかがわかるようになるからです。

トラウマについて考えているときの自分の気持ちを静められるようになれば，これまでの恐怖心（きょうふしん）や悲しみ，打ちのめされるようなつらさ，そのほかのいやな気持ちが変わっていくでしょう。そしてトラウマについて考えているときに，むしろ心が落ち着くようになるでしょう。

### 例

ブリアナは，このワークブックを通して対処法（たいしょほう）と知識を身につけることができました。そして，トラウマについて書いたり，書き直したりして，積極的にトラウマに対処（たいしょ）する準備ができました。

しかし，意識的にトラウマについて考えることには，まだ少し不安があります。それは，今まで，できるだけ起きたことについて考えないようにしてきたからです。そこで彼女は，トラウマに対処（たいしょ）しているとき，気持ちがたかぶったら使うことができる，心を静める方法とアクティビティのリストを作りました。

## やってみましょう

　トラウマについて意識的に考えたり，話したり，書いたりしながらトラウマに対処する準備ができたかどうかを決めるとき，次のようなことを考えてみましょう。

　あなたを支えてくれる支援の輪がありますか？　たとえば，あなたの考えや気持ちを話せば，理解してくれたり，気を紛らわせてくれるような人がいますか？　ほかにも支援の輪に入ってほしい人はだれですか？　＊支援の輪についてはP.44を見て下さい。

_____

_____

　あなたは，ひとりでトラウマの物語を書きたいですか，それともだれかに手伝ってもらいたいですか？　まちがっているかもしれない推測や思い込みを自分ではっきり意識し，変えていくことが，トラウマの物語を書く道筋において大きな部分を占めています。
　あなたにとってこの作業が困難なら，だれかに助けてもらいましょう。そんな手助けをしてくれる人はだれですか？

_____

_____

　あなたには，自分の気持ちや記憶に対処するために役立てている習慣が，なにかありますか？　それは健全な習慣ですか？　不健全な習慣は，コントロールできていますか？

_____

_____

　あなたは自分の健康に気をつけていますか？　もっと体を大切にするために，するべきこと，やめるべきことはありますか？

_____

_____

アクティビティ30　心の準備ができたらトラウマについて話してみましょう

　このワークブックで学んだ方法やアクティビティのリストを見ながら，必要なときにやれそうなものと，そうでないものに○印をつけてみましょう。

| このワークブックで学んだ方法やアクティビティ | この方法やアクティビティを効果的に行う自信がある。 | この方法やアクティビティは知っているけど，もっと練習が必要かもしれない。 | この方法やアクティビティのやり方がわからない。 |
|---|---|---|---|
| 深呼吸をする方法 | | | |
| 気持ちを静める方法 | | | |
| リラックスする方法 | | | |
| 気持ちを癒やす方法 | | | |
| 脳の役立つ部分（前頭葉）を活性化する方法 | | | |
| 安全な場所を視覚化する方法 | | | |
| 正しい決断をするための方法 | | | |
| トラウマを入れる容器を作る方法 | | | |
| 今の気持ちをじっと受け止める方法 | | | |
| 自分の考えに気づく方法 | | | |
| 自分のまちがった考えに対抗する方法 | | | |
| 考えや行動を変えることによって気持ちを変える方法 | | | |
| 考えの記録を作る方法 | | | |
| 楽しむことをする方法 | | | |
| 達成感のあることをする方法 | | | |
| 別の感情を高める活動をする方法 | | | |
| 体に強い刺激を与えようとする行為 | | | |

トラウマのことを考えているときでも，なにを考えたり，したりすれば，自分の気持ちを落ち着かせることができますか？　リスト以外にあれば，書いてみましょう。

_____

_____

_____

_____

_____

　ここまでの自分の答えを見てみましょう。そして，トラウマについて意識的に考えたり，話したり，書いたりしながら，トラウマに対処する準備ができたかどうか，自分で決めましょう。リストの方法を全てマスターする必要はありませんが，準備ができたと自分で思えることが大切です。

　リストの方法やアクティビティは，これまでワークブックに出てきたものです。おさらいしたり付け加えたりしたいものがあれば，前のページにもどって見直してみましょう。

## もっとやってみましょう

　トラウマに対処するためには，トラウマについて意識的に考えたり，話したりしなくてはなりません。回避したいという気持ちもまだ当然あるでしょう。

　必要な方法はわかっているけど，まだトラウマに対処する気持ちになれないのなら，小さなステップをリストにしてみましょう。

　そして，前の章のアクティビティで学んだように，自分の気持ちをコントロールしながら，ひとつずつやってみればよいのです。

## アクティビティ31

# トラウマについて語りましょう

### あなたに知ってほしいこと

　大切なことは，自分の体験したトラウマ（心的外傷：心に受けた深い傷）について全てのことを話せるようになることです。

　紙に書いたり，パソコンで書いたりする人が多いのですが，ほかの方法でもよいのです。絵や詩や映像を通じてトラウマ体験を語ったり，ダンスで表現するのもよいでしょう。

　このアクティビティで紹介する方法は，文章にする方法ですが，自分に合った方法ならほかのやり方を選んでもよいのです。

### 例

　カイルは自分のパソコンを持っているので，それを使ってトラウマについて書くことにしました。絵を描くのが好きなので，文章の一部に挿絵も描こうと思います。

＊

　ケイトは日記をつけるのが好きです。日記を手で書いていると気持ちが癒やされます。手を使って書いていると，ゆっくり考えられるので，気分がよくなります。彼女はトラウマの物語を手書きで書くことにしました。

## やってみましょう

　あなたも自分の物語を書いてみましょう。できるだけ詳しく書きましょう。あとから付け足してもよいのです。トラウマの物語を完成させるには，何度も書いたり書き直したりすることになるでしょう。

　書いているとき，気持ちが落ち着いていることが大切です。もし，つらい記憶で苦しくなったり，怖くなったり，ひと休みしたくなったりしたら，そこで中断して，また別のときに書けばよいのです。

　いったん書き終えた物語は，そのままにしないで片付けましょう。実際にどこかにしまうだけでなく，頭の中から出して，精神的にもしまっておくのです。アクティビティ23で覚えた，トラウマを入れる容器などの方法を使えばよいですね。トラウマについて考える時間はこれで終わり，としっかり終止符をうったら，なにかほかのことを考え始めましょう。

アクティビティ31　トラウマについて語りましょう

## もっとやってみましょう

トラウマの物語を書き始めると，今まで以上に気持ちをコントロールしなくてはならないかもしれません。下のリストを見て，試してみて効果があった方法，試したけど役に立たなかった方法，これからやってみようと思う方法に，○印をつけましょう。

| このワークブックで学んだ方法やアクティビティ | このアクティビティを試してみて効果的だった。 | このアクティビティを試してみたが，効果的ではなかった。 | このアクティビティが役立つかどうか，試してみたい。 |
|---|---|---|---|
| 深呼吸をする方法 | | | |
| 気持ちを静める方法 | | | |
| リラックスする方法 | | | |
| 気持ちを癒やす方法 | | | |
| 脳の役立つ部分（前頭葉）を活性化する方法 | | | |
| 安全な場所を視覚化する方法 | | | |
| 正しい決断をするための方法 | | | |
| トラウマを入れる容器を作る方法 | | | |
| 今の気持ちをじっと受け止める方法 | | | |
| 自分の考えに気づく方法 | | | |
| 自分のまちがった考えに対抗する方法 | | | |
| 考えや行動を変えることによって気持ちを変える方法 | | | |
| 考えの記録を作る方法 | | | |
| 楽しむことをする方法 | | | |
| 達成感のあることをする方法 | | | |
| 別の感情を高める活動をする方法 | | | |
| 体に強い刺激を与えようとする行為 | | | |

## アクティビティ32

# できるだけ詳しく書きましょう

### あなたに知ってほしいこと

トラウマから回復するために最も効果的なのは，できるだけ詳しいことを物語の中に書き入れることです。トラウマが起きたときに感じたこと，考えたこと，そのときの気持ちなどを詳しく書くことで，トラウマ対処の効果が上がり，将来トラウマに悩まされることがなくなります。

### 例

　アレキサンドラのトラウマはたった一度のできごとだったので，複数のできごとについて書く必要がなく，そのできごとが起きたときの感じや考えや気持ちだけを書くことができました。

＊

　ジョーダンは数年間にわたって何度もトラウマ体験をしました。そこで，次のページの2つ目のリストを使って必要なことだけを書き足していくことにしました。こうすれば，ひとつひとつのできごとについて，いちいち書かなくてもすみます。

## やってみましょう

　物語をさらに詳細（しょうさい）なものにしましょう。ひとつひとつの文を見直して，付け足せることはないか考えてみましょう。あなたの好きな順番で細かい部分を加（くわ）えればよいのですが，次の文に進む前に，ほかに加えることはないか，確認してみましょう。全（すべ）てを詳（くわ）しく書き込むのにはとても時間がかかるかもしれませんね。書き終えたら次のリストを使ってチェックしましょう。

### 全員向け

- そのとき，なにを見ましたか？（書けたら，次の文，その次の文へと進んで行き，またなにを見たかを書きましょう）
- そのとき，なにが聞こえましたか？
- そのとき，どんな匂（にお）いがしましたか？
- そのとき，どんな味がしましたか？
- そのとき，なにに触（さわ）りましたか？
- そのとき，体はどんな感じでしたか？
- そのとき，なにを考えましたか？
- そのとき，どう感じましたか？

　トラウマを引き起こすようなできごとが何度もあった人は，次の項目についても書き込みましょう。

### 何度もあった人向け

- はじめてのときのこと
- 最後に起きたときのこと
- 一番はっきり覚えているときのこと
- 最悪だったときのこと
- それが少なくとも1回は起きた場所
- 特にちがうことが起きたときのこと

書いているとき，気持ちが落ち着いていることが大切です。もし，つらい記憶で苦しくなったり，怖くなったり，ひと休みしたくなったりしたら，そこで中断して，また別のときに書けばよいのです。

　いったん書き終えた物語は，そのままにしないで片付けましょう。実際にどこかにしまうだけでなく，頭の中から出して，精神的にもしまっておくのです。アクティビティ23で覚えた，トラウマを入れる容器などの方法を使えばよいですね。トラウマについて考える時間はこれで終わり，としっかり終止符をうったら，なにかほかのことを考え始めましょう。

## もっとやってみましょう

　書いた物語をだれに見せるかは自分で決めればよいのです。人に知られたくないと思う細かい部分も，できるだけ詳しく書くことがとても重要です。今それを回避していると，将来また悩むことになります。もう一度物語を読んで，細かいことで避けていたことがあれば，書き加えましょう。回避していたことにほんの少しずつ立ち向かっていったように，細かい部分を書き加えるときも，少しずつ，小さいステップで行えばよいのです。

## アクティビティ33

# まちがった考え方はありませんか？

### あなたに知ってほしいこと

トラウマの物語を書いているときに，まちがった考え方をしてしまうことがよくあります。そのせいで，トラウマが耐えられないほどつらくなることがよくあるのです。まちがった考えを見つけ出して訂正すれば，トラウマからの回復が促進されます。よく見られるまちがった考え方には，このようなものがあります。

- 自分には，それを止めたり防いだりすることが，なにかできたはずだ。
- それが起きたのは自分のせいだ。
- そのできごとは自分の傷になってしまった。
- 自分になにかが起きたことは，みんなが知っている。

### やってみましょう

トラウマの状況はちがっていても，みんな同じようなまちがった考え方を持つものです。上の「あなたに知ってほしいこと」のまちがった考え方のリストを見て，あなたの物語を読み直してみましょう。当てはまるものは，ありませんか？　あれば，下線を引いたり強調したりしておきましょう。

さあ，もう一度，まちがった考え方を読んで，今でもそう思うかどうか考えてみましょう。もうそう思わないと思ったら，現在のあなたの考えをそこに書きましょう。たとえば，トラウマが起きたときは自分のせいだと思っていても，「あのとき自分はまだ子どもで，相手は大人だった。子どもの自分には状況をコントロールできなかったんだから，あれは自分のせいではない」と考えたら，そのことも書き加えましょう。

自分の考えが上に挙げたまちがった考えによく似ているけど，本当にまちがっているかどうか確かでなければ，次の方法で調べてみましょう。

- なぜ本当だと思うのか，その証拠を探しましょう。なぜまちがっていると思うのか，証拠を探しましょう。どんな結論に達しましたか？

- 信頼できる人に，意見を聞いてみましょう。

- そのトラウマ体験をしたのが，あなたではなくて友だちだと仮定しましょう。そして，友だちが，今のあなたと同じ考えを持っていると想像してみましょう。友だちの考え方は，正しいと思いますか？ それとも，「まちがった考え方だよ」と友だちに指摘したいですか？

自分の考えがまちがっているとはっきり意識したら，より正しい考え方はなにか考えてみましょう。

## もっとやってみましょう

いやでなければ，信頼できる人にあなたの書いた物語を読んでもらって，まちがった考え方がないかどうか聞いてみましょう。

人に読ませたくなかったら，あなたの書いた物語を数日間しまっておいて，あとから読み直してみましょう。まちがった考え方で，あなたが見逃したものはありませんか？

## アクティビティ 34

# トラウマによってあなたはどう変わりましたか？

### あなたに知ってほしいこと

トラウマ体験やトラウマからの回復によって，私たちは変わっていきます。よくない変化もありますが，全(すべ)てがそうとは限りません。本当につらい状況(じょうきょう)の中から，真に学び成長することもあるのです。

#### 例

　エリックは自分を本当に大事にしてくれる友だちだと信じていた人から，性的暴行を受けました。今では，近づいてくる大人を信用することができません。

＊

　マディソンは学校へ行く電車の中で，強盗(ごうとう)にあいました。そのあと護身術のクラスを受けて，自分を守る方法を練習しました。もう強盗(ごうとう)にあわないという保障はありませんが，護身術のおかげで以前より自信がつきました。

## やってみましょう

トラウマのせいで自分が変わったと思うことに✓印をつけましょう。

- ☐ 人を信じられなくなった
- ☐ トラウマを思い出させる人を避けるようになった
- ☐ 新しいことに興味を持つようになった
- ☐ 前は好きだったことに興味が持てなくなった
- ☐ 人を避けるようになった
- ☐ トラウマを思い出させる場所を避けるようになった

- ☐ もっと自信がついた
- ☐ もっと周囲を見回すようになった
- ☐ 自信がなくなった
- ☐ 家族や友だちともっと親しくなった
- ☐ 新しい人との出会いがあった
- ☐ 本当の友だちがわかるようになった

トラウマのせいで変わったことがほかにもあれば，書いてみましょう。

_____
_____
_____
_____
_____

## もっとやってみましょう

　前ページの自分が変わったと思うことのリストの中で，一生持ち続けたくないと思う変化がありますか？　それを変える計画を立てましょう。たとえば，知らない人を信じられなくなったら，毎週だれか知らない人一人に話しかけるようにして，自分の人を見る目や判断をまた信じることができるように努力してみましょう。

持ち続けたくない変化と，それを変える計画を，書いてみましょう。

_____
_____
_____
_____
_____
_____
_____

## アクティビティ35

# 身の安全を守りましょう

### あなたに知ってほしいこと

身の安全をできるだけ守るには，悪い状況(じょうきょう)で「いやだ」と言える方法を覚えることが大切です。

あなたに起きたトラウマが「いやだ」と言えなかったせいだとか，「いやだ」と言っていれば防止できたはずだ，というわけではありません。

将来に向けて，「いやだ」と言える最(もっと)もよい方法とプランを身につけておくのが大切なのです。

### 例

ホアンはみんなのように，友だちを作って仲間に入りたいと思っています。でもドラッグを使ったり酒を飲んだりするのはいやです。そこで仲間に勧(すす)められたとき，どう断ればよいかを考えました。

しっかりした声で，相手の目を見て，はっきり自分の考えを言います。ドラッグや酒を勧(すす)められたとき，どう言えばよいかを前もって練習しました。

たとえばこうです。「いやだよ。ぼくはドラッグも酒もやらないよ」

もし，逃げなければいけないような状況になったら，親に連絡すれば，なにも聞かずに迎えにきてくれることになっています。

## やってみましょう

　「いやだ」と言ったり，身の安全を守ったりしなくてはならないのは，どのようなときですか？　そんなとき，なにをどのように言えばよいか，そこからどのように抜け出せばよいか，考えて書いてみましょう。

身の安全を守らなければいけない状況(じょうきょう)：

_____

_____

なにを言えばよいか：

_____

_____

_____

どう言えばよいか：

_____

_____

_____

そこからどう抜け出せばよいか：

_____

_____

_____

身の安全を守らなければいけない状況(じょうきょう)：

_____

_____

なにを言えばよいか：

_____

_____

_____

どう言えばよいか：

_____

_____

_____

そこからどう抜け出せばよいか：

_____

_____

_____

アクティビティ 35　身の安全を守りましょう

身の安全を守らなければいけない状況(じょうきょう)：

_____

_____

なにを言えばよいか：

_____

_____

_____

どう言えばよいか：

_____

_____

_____

そこからどう抜け出せばよいか：

_____

_____

_____

## アクティビティ36

# また支えが必要になったら

### あなたに知ってほしいこと

　この本のアクティビティは全部やったし，トラウマを思い出させるものもなくなったし，と思っても，もう決してトラウマに悩まされることがないというわけではありません。ときどきトラウマがまた顔を出すこともよくあるのです。そんなとき，友だちや家族やセラピストのような人たちの支えが必要です。

### 例

　メリサは街でひったくりにあいましたが，一生懸命に努力してトラウマから立ち直りました。もうひったくりのことは，忘れることができました。しかしあるとき，友だちの一人がひったくりにあったので，彼女はまた悪夢を見るようになってしまいました。

　びくびくして，神経質になり，まるでまた自分がひったくりにあったかのように，記憶がよみがえってきました。そこで，彼女は前に使った方法の中から，役に立ったものを見直してみました。それから，以前助けてくれたセラピストのところへも何度か行くことにしました。

　こうしてじきに彼女は，以前自分が体験した事件からも，今回の友だちの事件からも回復して，ふつうの状態にもどることができました。友だちに同じことが起きたときに，周囲から助けてもらえたのがよかったのですね。

＊

　アーロンは修学旅行のときに暴行を受けました。何年もたって大人になってから，彼はそのときと同じ町に出張することになりました。

　出張には慣れていますが，今回は，不安でいらいらしています。信頼できる友だちに相談して，彼がなぜ不安なのかをいっしょに考えてもらいました。そのおかげで，その町に行ってももう危険なことはないし，今の自分は大人なんだと，自分に言い聞かせることができました。こうして彼は無事に出張することができました。

## アクティビティ 36 また支えが必要になったら

### やってみましょう

あなたはどんな状況のときに，以前のトラウマを思い出して，以前と同じような反応が起きるのか，考えてみましょう。そんなときは，どうすればよいのか，だれに助けを求めればよいのか，計画を立てておきましょう。

以前のトラウマを思い起こさせるような状況：

_____
_____
_____

だれに助けてもらいますか？

_____
_____
_____

どう対処しますか？　＊適切に対応すること。

_____
_____
_____
_____

以前のトラウマを思い起こさせるような状況(じょうきょう)：

_____
_____
_____

だれに助けてもらいますか？

_____
_____
_____

どう対処(たいしょ)しますか？

_____
_____
_____

## アクティビティ37

# トラウマに意味を見出しましょう

### あなたに知ってほしいこと

トラウマからなにか大切なことや意味を学ぶことがあります。自分が体験したトラウマになんらかの意味を見出すことができれば，あなたはそのトラウマから完全に回復することができます。

そして，将来，悪いことが起きてネガティブないやな結果になったときにも，自分を守ることができるようになります。すぐに意味を見出すことはできないかもしれませんが，意味を探そうとすることが大切です。

### 例

ケルシーはサッカーのコーチから性的虐待を受けました。そのことをだれかに打ち明けたことでとても怖い思いをしました。彼女のチームメートたちは，大好きなコーチのことで問題を起こしている彼女に対して，とても腹を立てていたのです。それでも彼女は主張を変えませんでした。そして，コーチは裁判にかけられ有罪となりました。

ある日，彼女は下級生の女の子たちが楽しそうに笑いながらサッカーをしているところを見ました。彼女がとった行動のおかげで，下級生たちは，コーチから性暴力を受けることがありません。彼女は全ての人を救うことはできませんが，少なくとも，自分に害をもたらしたコーチから下級生たちを守ることができて，よかったと思っています。

＊

サムの妹は小児がんだと診断され，一年ほど闘病した末に亡くなりました。入院中，妹がときどき退屈していたことを彼は思い出し，入院している子どもたちのためにビデオゲームを買う資金集めを始めました。妹と同じ苦しみを味わっている子どもたちを助けることで，彼は妹を亡くした悲しみの中に，意味を見出したのです。

## やってみましょう

　あなたの体験したトラウマの意味について考えて，書いてみましょう。すぐには考えられなくてもよいのです。トラウマに意味を見出したからといって，トラウマが起きたことがよいことだったというのではありません。悪い状況(じょうきょう)の中にもよいことを見出すということなのです。

　あなたが体験したトラウマの持つ意味について：

_____

_____

_____

_____

_____

_____

_____

_____

## アクティビティ 37 トラウマに意味を見出しましょう

### もっとやってみましょう

　トラウマの持つ意味を見つけられなくてもよいのです。次の質問について考えてみましょう。トラウマの持つ意味を探す助けになるかもしれません。もちろん，見つからなくてもかまいません。トラウマの持つ意味がはっきりわかるまで，時間がかかることもあります。

　トラウマを体験して，自分についてどんなことがわかりましたか？

_____
_____
_____
_____

　トラウマを体験して，ほかの人たちについてどんなことがわかりましたか？

_____
_____
_____
_____

　あなたがトラウマを体験したおかげで，助かった人はいますか？

_____
_____
_____
_____

トラウマが起きたことで，あなたにとって好転したことはありますか？

_____
_____
_____
_____

トラウマが起きたことで，あなたはだれかを助けられるようになりましたか？

_____
_____
_____
_____

トラウマを体験したことで，あなたはほかの人を助けたいと思うようになりましたか？

_____
_____
_____
_____

## アクティビティ38

# 本当の自分を見つけましょう

### あなたに知ってほしいこと

　トラウマの起きた前とあとで，あなたには変化がありました。でも，いろいろな意味で，あなたはトラウマの前の自分と同じなのです。トラウマのあるなしに関わらず，10代のときにはさまざまな変化があります。トラウマから回復し終わったときは，本当の自分を見つめてみるよい機会です。

### やってみましょう

　次に，日付と質問の答えを書きましょう。ときどきこのアクティビティをやってみて，どう状況が変わっていくかを見てみましょう。

日付：　　　　　年　　　月　　　日（　　）

今の自分を表す5つの言葉：

1 _____
2 _____
3 _____
4 _____
5 _____

今自分にとって一番大切な人たち：

今自分の好きな時間の過ごし方：

今とても嫌い(きら)なもの：

アクティビティ 38　本当の自分を見つけましょう

今の自分の長所：

_____

_____

_____

_____

今の自分の短所：

_____

_____

_____

_____

なりたいと思う1年後の自分：

_____

_____

_____

_____

なりたいと思う 5 年後の自分：

_____

_____

_____

_____

_____

なりたいと思う 10 年後の自分：

_____

_____

_____

_____

_____

アクティビティ 38　本当の自分を見つけましょう

## もっとやってみましょう

　だれにでも見せたくない部分はあります。あなたにとって，それはどういうところですか？　書いてみましょう。

_____
_____
_____
_____

　でも，それが本当はよいところなら，どうすればみんなに見せることができますか？

_____
_____
_____
_____

　それがあまり誇(ほこ)りに思えないところなら，どうすればそれを変えて，人に見せたい部分にすることができますか？　書いてみましょう。たとえば，あなたが頑固一徹(がんこいってつ)な人なら，学校新聞に投稿(とうこう)したり，弁論部に入って，人を傷つけないで自分の意見を発表するというのはどうですか？

_____
_____
_____
_____

155

## アクティビティ39

# トラウマの物語を完結させましょう

### あなたに知ってほしいこと

あなたの体験したトラウマは，あなたのほんの一部でしかありません。あなたが人間としてこれから経験することの小さな部分でしかないのです。

トラウマは少しの間，あなたにとって大きな部分だったかもしれませんが，もっともっと豊かな人生があなたを待っているのです。

### やってみましょう

　トラウマの物語を完結させましょう。トラウマについての物語を書き終えることでも，トラウマからの回復と将来について書くだけでもよいのです。

　言葉で書く代わりに，アートや音楽にしてもよいでしょう。自分がベストだと思う方法でよいのです。

アクティビティ 39　トラウマの物語を完結させましょう

## もっとやってみましょう

　その物語をだれかと共有しましょう。だれと共有するかを決めたら，実際にその人に見せましょう。トラウマについてだれかに話すのが重要だったのと同じように，あなたがトラウマからどう回復したかを，人と共有するのも大切なことなのです。

　おめでとう！　あなたはこのワークブックをやりとげました！　将来また必要になったら，いつでもこのワークブックを読み直してください。

## 著者紹介

### リビ・パーマー

アメリカ・コロラド州生まれの心理学者（心理学博士）。2005年に北コロラド大学で博士号を取得。現在コロラド州・デンバーで，犯罪被害者やトラウマを持つ人を助ける専門家として活動している。また，北コロラド大学の准教授として，災害や惨事によるトラウマからの回復について教鞭を執っている。

## 訳者紹介

### 上田勢子

東京都生まれ。1977年，慶應義塾大学文学部社会学科卒。79年より，アメリカ・カリフォルニア州在住。写真評論に従事しながら，児童書，一般書の翻訳を数多く手がける。
主な訳書に『子どもの毎日の生活の中でソーシャルスキルが確実に身につく187のアクティビティ』『自閉症スペクトラムの子どものソーシャルスキルを育てるゲームと遊び』『子どもに必要なソーシャルスキルのルールＢＥＳＴ99』『自尊感情を持たせ，きちんと自己主張できる子を育てるアサーショントレーニング40』（以上，黎明書房），「子どもの認知行動療法—だいじょうぶ—シリーズ」全6巻（明石書店），『私たちが死刑評決しました。』（ランダムハウス講談社），「子どものセルフケアガイド」全2巻（東京書籍），「学校のトラブル解決シリーズ」全7巻，「心をケアする絵本シリーズ」3点（共に大月書店）などがある。

---

一人でできる中高生のための
ＰＴＳＤ（心的外傷後ストレス障害）ワークブック

| | | |
|---|---|---|
| 2015年6月1日　初版発行 | 訳　者 | 上　田　勢　子 |
| | 発行者 | 武　馬　久仁裕 |
| | 印　刷 | 藤原印刷株式会社 |
| | 製　本 | 協栄製本工業株式会社 |

発　行　所　　　　株式会社　黎　明　書　房

〒460-0002　名古屋市中区丸の内3-6-27　EBSビル　☎052-962-3045
　　　　　FAX　052-951-9065　振替・00880－1－59001
〒101-0047　東京連絡所・千代田区内神田1-4-9　松苗ビル4階
　　　　　　　　　　　　　　　　　　　　　　☎03-3268-3470

落丁本・乱丁本はお取替します。　　　　ISBN978-4-654-01062-2
2015, Printed in Japan

## 不安やストレスから子どもを助ける
### スキル＆アクティビティ
キム・ティップ・フランク著　上田勢子訳
Ｂ５・96頁　2200円

失敗が怖い，１人が怖い，学校が怖いなど子どもを襲うさまざまな不安やストレスを，子どもが自分自身で克服するためのＳＳＴワークブック。読みやすく，誰にでも実践できます。

## 先生が進める子どものための
### リラクゼーション
授業用パワーポイントＣＤ・音楽ＣＤ付き
田中和代著　Ａ５上製・64頁　2500円

「となりのトトロ」「星空につつまれて」を聞きながら心も体もリラックス！　効果のあるリラクゼーション（呼吸法）が，音声ガイド入り音楽ＣＤで，小学校高学年からすぐできます。

## 自尊感情を持たせ，きちんと自己主張できる子を育てるアサーショントレーニング 40
リサ M.シャーブ著　上田勢子訳
Ｂ５・192頁　2700円

先生と子どもと親のためのワークブック　じょうずに自己主張できるようになるための，楽しくできる書き込み式アクティビティ40種を紹介。グループでも一人でも，教室でも家庭でもできます。

## ワークシート付き アサーショントレーニング
自尊感情を持って自己を表現できるための30のポイント
田中和代著　Ｂ５・97頁　2100円

「親と対立した場面」「約束を守れなくなった場面」「批判や非難された場面」等のロールプレイを見て，ワークシートに書き込むだけで，自分らしく主張したり，断ったりできるスキルを身につけられる本。

## 子どもの毎日の生活の中でソーシャルスキルが確実に身につく 187 のアクティビティ
エリザベス A.ソーター著　上田勢子訳
Ｂ５・123頁　2400円

親やセラピスト，先生が，子どもに社会生活上のルールやふるまい方を確実に身につけさせることができる，日常生活に即したアクティビティを187収録。誰もがＳＳＴのコーチになれます。

## 子どもに必要な
### ソーシャルスキルのルール BEST99
スーザン・ダイアモンド著　上田勢子訳
Ｂ５・127頁　2500円

学習障害，自閉症スペクトラム，感情面に問題を持つ子が社会生活をじょうずに送るために必要な99のルールが身につく本。アメリカの優秀な子育て本に与えられる賞，ＮＡＰＰＡを受賞した名著。

## 自閉症スペクトラムの子どもの
### ソーシャルスキルを育てるゲームと遊び
レイチェル・バレケット著　上田勢子訳
Ｂ５・104頁　2200円

先生と保護者のためのガイドブック　社会の中で，人とじょうずに付き合っていくためのスキルが楽しく身につけられます。絵は日本向けに差し換えました。「ソーシャルスキル・チェックリスト」付き。

## 高機能自閉症・アスペルガー障害・ＡＤＨＤ・ＬＤの子のＳＳＴの進め方
特別支援教育のための
ソーシャルスキルトレーニング（ＳＳＴ）
田中和代・岩佐亜紀著　Ｂ５並製・151頁　2600円
　　　　　　　　　　Ｂ５上製・151頁　3800円
＊上製本は絵カード（モノクロ）8枚付き

生活や学習に不適応を見せ，問題行動をとる子どもが，社会的に好ましい行動ができるようになり，生活しやすくなるように支援するさまざまなゲームや絵カードを使ったＳＳＴの実際を詳しく紹介。
＊絵カードとしてすぐ使える40枚の絵と，それらを使ったＳＳＴの仕方，ロールプレイの仕方を収録。ゲーム感覚でできる15のＳＳＴもあります。

＊表示価格は本体価格です。別途消費税がかかります。
■ホームページでは，新刊案内など小社刊行物の詳細な情報を提供しております。
「総合目録」もダウンロードできます。　http://www.reimei-shobo.com/

|  |  |
|---|---|
| 新装版　発達障害の子どもにも使える<br>カラー版　小学生のためのSSTカード<br>＋SSTの進め方　　田中和代著<br>B5・解説書50頁／カラー絵カード16枚付　4000円 | SST用カラー絵カード16枚と解説書が，持ち運びに便利な函入りになりました。小学校生活の基本的な問題場面16事例に絞ったSST実践ガイドブック。小学校教師をはじめ，誰でもすぐSSTができます。 |
| ゲーム感覚で学ぼう，<br>コミュニケーションスキル　小学生から<br>田中和代著　A5・97頁　1600円 | 指導者ハンドブック①　初対面同士でもすぐに親しくなれるゲームや，爽やかに自己主張することを学ぶアサーショントレーニング等を紹介。幼児から高校生までを対象とした指導案付き。 |
| 発達障害児の感情コントロール力を育てる<br>授業づくりとキャリア教育<br>新井英靖・三村和子・茨城大学教育学部附属<br>特別支援学校編著　A5・167頁　2200円 | 発達障害児が他者とのやりとりの中で社会性を身につけ，感情をコントロールする力を育てるための授業づくりとキャリア教育の具体的な実践方法を紹介。さらに実践に必要な教師の資質や専門性なども詳述。 |
| 大学・高校の<br>LD・AD／HD・高機能自閉症の<br>支援のためのヒント集<br>太田正己・小谷裕実編著　A5・180頁　2300円 | あなたが明日からできること　発達障害のある高校・大学生が直面する学習や生活での困難を解決へ導く方法を詳述。高校・大学の先生，事務職，親御さん，障害学生支援に関わる方必読。 |
| そこが知りたい！<br>特別支援学級の指導 59 の疑問<br>馬場賢治著　A5・140頁　2100円 | 通常の学校に通う特別な教育的支援を要する子どもたちの指導について，指導計画の立て方，子どもの障がいに応じた配慮や学習指導，保護者への対応，進路指導など，59の疑問に丁寧に答えます。 |
| 学級担任に絶対必要な<br>「フォロー」の技術<br>中村健一編著　四六・155頁　1600円 | 発問や指示だけでは動けない子どもを的確に動かす「フォロー」の技術を公開。子どもに安心感を与える対応や評価で伸び伸びと力を発揮できる子どもに。教室でトラブルを起こす子にも効果的な教育技術です。 |
| 子どもを立ち直らせる愛の法則<br>磯部陽子著　四六・184頁　1600円 | 親に愛があっても，子どもに愛が伝わらなければ，すばらしい子になりません。挫折した子どもに「愛の法則」に従って愛を伝え，みごとに立ち直らせ，明るい家庭をよみがえらせた母親の事例などを詳しく紹介。 |
| コラージュ療法<br>加藤孝正監修　杉野健二著<br>A5・227頁（カラー口絵2頁）　2900円 | 実践ですぐ使える絵画療法②　コラージュの制作によってクライエントの心のケアや治療をはかる「コラージュ療法」の手順，作品の読み解き方，対処の仕方を，事例と多数の作品を通してわかりやすく説明。 |
| 神経症の行動療法<br>新版　行動療法の実際<br>J.ウォルピ著　内山喜久雄監訳<br>A5上製・521頁　11000円 | 精神医学選書⑥　抑うつ，心身症，性的逸脱，肥満等についての独自の見解を盛り込みながら，特に不安，神経症とその周辺について詳しく論究した臨床家・実践家必携の書。新装版。 |

＊表示価格は本体価格です。別途消費税がかかります。